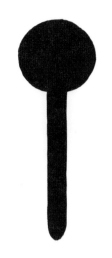

調味料を混ぜるだけ！

前田式[味つけ調味料]で
おいしい減塩

前田量子 管理栄養士・料理家

文化出版局

JN108508

厚生労働省の「日本人の食事摂取基準(2020年版)」では、
1日の塩分の目標摂取量は、
成人女性6.5g、成人男性7.5g未満となりました。
WHO(世界保健機関)の基準はなんと1日5g！

しかし、
日本人の平均塩分摂取量は1日10g前後といわれています。

ご存じのように50代からの健康管理に、減塩は欠かせません。

血圧が高め、血糖値が気になる、腎機能が落ちている、
コレステロール値がなかなか下がらないなどの理由で、
病院で「減塩してください」と言われたことはありませんか？

ぜひ、この本で
楽に続けられる、おいしい減塩調理をはじめましょう。

目次

減塩＆栄養バランス献立

この本の使い方
★本書のレシピは塩分濃度0.9％で作成されていますが（無塩レシピを除く）、塩分濃度を0.8〜0.6％まで段階的に
　下げられるように、p.16-17では前田式［味つけ調味料］和風味、中華味、洋風味それぞれの配合を紹介しています。
★本書に掲載された主菜と副菜を、p.78-79を参考に組み合わせると1日・エネルギー量1,800kcal、
　たんぱく質源食品約300ｇ、野菜400ｇがとれるようになっています。1食あたりの塩分はすべて2.25ｇ以内です。
★栄養計算はすべて1人分です。
★塩分量は調味料の塩分で、食品由来の食塩相当量は含みません。肉、魚、卵には食品由来の塩分が含まれており、
　食品自体から1日平均約1ｇの塩分をとるとされています（p.17参照）。
★小さじ1は5㎖、大さじ1は15㎖です。
★レシピでフライパンを使う場合は原則として、フッ素樹脂加工のものを使用しています。
★電子レンジの加熱時間は600Wを基準にしています。500Wなら1.2倍にします。加熱時間はあくまでも目安です。

前田式[味つけ調味料]で
楽に続けられる、
おいしい減塩調理をはじめましょう

前田式［味つけ調味料］は大さじ1で
塩分濃度約0.9％

人がおいしいと感じる塩分濃度は約1%といわれています。

この本では、それよりほんの少し薄味の「0.9％」でレシピを作っています。ここがスタート地点です。

減塩は習慣と舌のトレーニングです。慣れたら、さらに減塩できるよう、ナビゲートしています(p.16-17参照)。

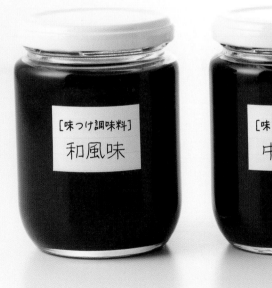
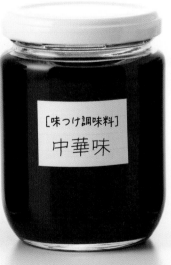
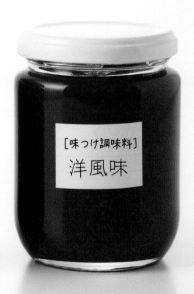

[味つけ調味料] 和風味　[味つけ調味料] 中華味　[味つけ調味料] 洋風味

基本調味料だけで作れます

前田式[味つけ調味料]は、2〜4種類の調味料を混ぜて作る合わせ調味料です。

材料はしょうゆやみりん、酒など手に入りやすい基本調味料です。

使う調味料や配合を変えて、和風、中華風、洋風の3種類があり、家庭料理のほとんどに対応できます。

前田式[味つけ調味料]は計量が簡単です

この本では、基本的な味つけは[味つけ調味料]だけで行います。

[味つけ調味料]は、しょうゆやみりんなどを、独自の割合で混ぜるだけ、簡単に作れます。

使い方は計量スプーンではかるだけなので、計量もラクラク(作り方はp.6-7、使い方はp.8参照)。

食べた塩分が、簡単にわかる、計算できる

前田式[味つけ調味料]は、大さじ1で塩分0.9gに設定。

使う調味料の塩分がわかるので、大さじ1杯なら0.9g、2杯なら1.8gと簡単に塩分計算が可能。

「今何グラム食べた」がわかるので、1日の塩分目標値に向かって、減塩が実感できます。

だれでも味が決まる。どんな調理にも合う

前田式[味つけ調味料]は、材料100gに対して、大さじ1で使います。

使い方のルールが決まっているから、味にぶれがなく、だれが作っても同じ味になります。

また、[味つけ調味料]は和風味、中華味、洋風味と3種類あるので、バリエーションも豊富(使い方はp.8参照)。

ルールをおぼえれば自分で応用ができる

前田式[味つけ調味料]は、作り方の割合が明確、使い方のルールは一つだけ。

ルールさえおぼえれば、冷蔵庫の残り物で炒め物など、普段の料理にどんどん応用ができます。

オリジナルレシピで減塩生活が楽しくなるはず。

前田式［味つけ調味料］の作り方

前田式
［味つけ調味料］
和風味

でき上がり300㎖

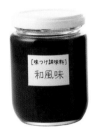

塩分
100㎖
5.8g
＝
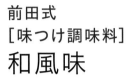
大さじ1
0.9g

しょうゆ ： みりん ： 酒 （容量比）
1 1 1

100㎖ 100㎖ 100㎖
（120g） （120g） （100g）

＊味の特徴
市販のめんつゆと同じ味わい。
さっぱりとして、煮物からあえ物まで、和食全般に使える。
＊調理例
玉ねぎたっぷりしょうが焼き (p.10)、鮭の幽庵焼き (p.12)、肉じゃが (p.31)、
玉ねぎ、パプリカ、ささ身のあえ物 (p.64) など
＊保存　冷蔵で、1か月以内に使いきる。

［味つけ調味料］を作るときの注意点

＊1：1：1などの割合は、計量カップで容量（㎖）をはかった場合を示しています。

＊調味料はそれぞれ比重が違うため、計量カップではかったときの割合は当てはまりません。

＊しょうゆは濃い口しょうゆを使います。うす口しょうゆは使用しません。

＊みりんは塩分が含まれていない本みりんを使用しています。

＊酒は塩分が含まれていない清酒を使用しています。

＊オイスターソース、ウスターソース、ケチャップは、一般的なものでOKです。

前田式
[味つけ調味料]
中華味

でき上がり300㎖

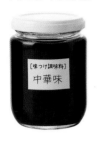

塩分
100㎖
5.8g
＝
大さじ1
0.9g

しょうゆ	：	オイスターソース	：	みりん	：	酒 （容量比）
1		3		2		4
30㎖ （36g）		90㎖ （108g）		60㎖ （72g）		120㎖ （120g）

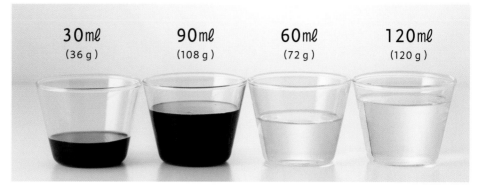

＊味の特徴
オイスターソースのうまみで、味にふくらみと複雑さが生まれ、和風味と同じ塩分でもよりコクを感じることができる。減塩は初めてという方は中華風からがおすすめ。炒め物や煮物など、中華風だけでなく和食にも使える。
＊調理例
手羽と大根の中華味煮込み(p.14)、鮭の焼き南蛮漬け(p.41)、れんこんとにんじんのきんぴら(p.48)、豆腐のチャンプルー(p.55)
＊保存　冷蔵で、1か月以内に使いきる。

前田式
[味つけ調味料]
洋風味

でき上がり300㎖

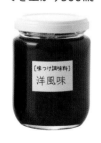

塩分
100㎖
5.8g
＝
大さじ1
0.9g

ウスターソース	：	ケチャップ （容量比）
1		2
100㎖ （120g）		200㎖ （240g）

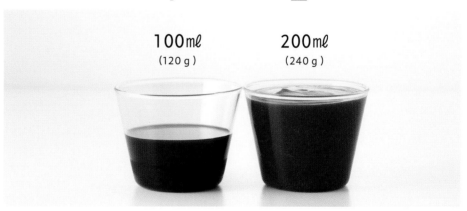

＊味の特徴
ケチャップベースの甘酸っぱい味わい。塩分を薄くした場合、満足感を簡単に補うのは甘み。洋風はもちろん、中華風、韓国風にも使えるので便利。
＊調理例
あじの洋風味ソテー(p.22)、ほうれん草オムレツ(p.34)、揚げさばのヤンニョム風(p.45)、ポークチャップ(p.50)
＊保存　冷蔵で、1か月以内に使いきる。

前田式［味つけ調味料］の使い方

100gに大さじ1がたった1つのルールです
このルールでレシピから解放されます

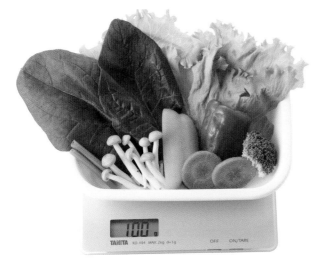

主材料…100g

材料は正味の分量です。野菜は皮をむく、へたや種を除く、根を切り落とす、
卵は殻をむくなどし、実際に食べる部分をキッチンスケールで計量してください。

［味つけ調味料］…大さじ1
=塩分0.9g

前田式［味つけ調味料］和風味、中華味、洋風味のいずれも、
大さじ1で塩分約0.9gです。

味つけは、前田式［味つけ調味料］だけ
塩やしょうゆなどの面倒な計量は不要です

また、煮物、炒め物、焼き物、あえ物、サラダなど、
ほとんどの料理をこのルールで作ることができます。
ただし、汁物に関しては、だし汁(液体)に対しての味つけになります(解説はp.76-77)。

例　鮭の幽庵焼き(p.12)

材料 (2 人分)
鮭切り身…140ｇ（2切れ） エリンギ…60ｇ
［味つけ調味料］和風味 大さじ2 0.9ｇ×2杯＝1.8ｇ （2人分塩分量）
小麦粉…小さじ1 サラダ油…小さじ1 ゆずの果汁…大さじ1 大葉…2枚

★主材料
鮭切り身140ｇ＋エリンギ60ｇ＝200ｇ

★［味つけ調味料］
主材料100ｇに［味つけ調味料］大さじ1の
ルールに従い、大さじ2使用。
0.9ｇ(大さじ1)×2杯＝1.8ｇ
この料理に含まれる調味料の塩分

★そのほかの材料

★材料について
肉、魚、大豆製品、野菜、卵など、主な材料を指します。
基本はなんでもよく、1種類でなく、野菜数種類、肉＋野菜のような組み合わせでもＯＫです。

★塩分に関係のない材料
①油、スパイス類、しょうがやにんにくなどの香味野菜、ゆずやレモンの果汁など。
使用料が少量なため、カウントしません。
②煮物にだし汁を使いますが、最終的に煮詰めるため、主な材料に入れません。
③盛りつけの際に添える野菜(レタスやトマト)などは調味しません。

前田式 ［味つけ調味料］で、
いつもの料理を作ってみましょう

材料100ｇは正味量です。
皮やへた、種、根などを除いてから計量してください。
おいしい調理のコツをご紹介します。

1人分＝**塩分量1.35g**
エネルギー量211kcal

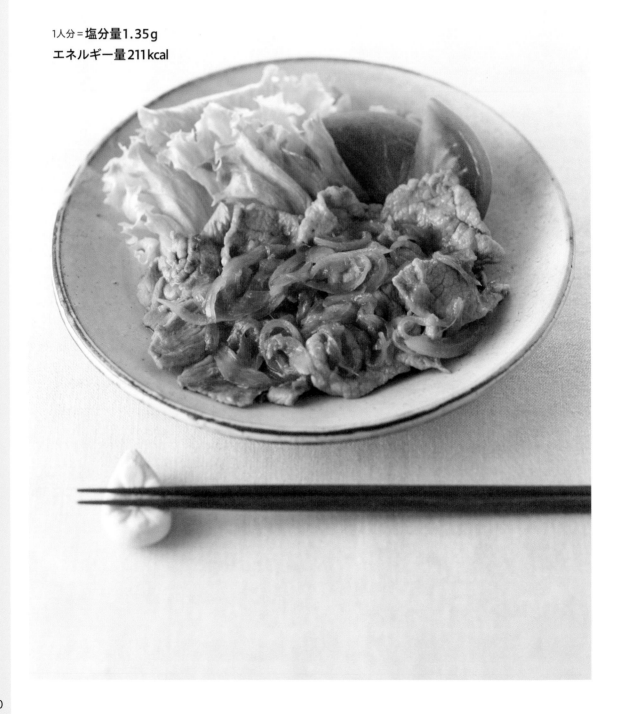

玉ねぎたっぷりしょうが焼き

豚肉は加熱してもかみ切りやすいしゃぶしゃぶ用がおすすめ。玉ねぎのうまみ成分には
減塩効果があるので、たくさん使います。調味料を煮詰めてからめるのがコツ。

材料（2人分）
豚もも薄切り肉（しゃぶしゃぶ用）…200g 玉ねぎ…100g
[味つけ調味料] 和風味 　大さじ3 　0.9g× 3杯＝2.7g 　（2人分塩分量）
サラダ油…小さじ1 しょうが（すりおろし）…小さじ2 トマト…60g レタス…40g

作り方

1　玉ねぎは薄切りにする。

2　フライパンに油を熱し、玉ねぎを中火で炒める。玉ねぎがしんなりしてきたら、豚肉を1枚ずつ広げながら入れて炒める。

3　肉の色がだいたい変わったら、しょうがと[味つけ調味料]を加え、中火で汁を煮詰めながら全体にからめる。汁が半量ほどになったら火を止める。

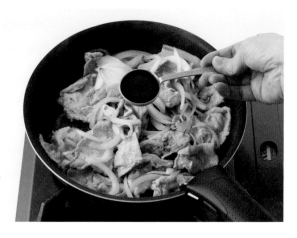

減塩で味が決まる！調理のコツ

肉に8割ほど火が通ったところで、前田式[味つけ調味料]を加える
この後で汁をからめるので、
完全に火が通ってからでは、
肉がかたくなり、味もしみ込みにくい。

煮汁を煮詰めながら、材料にからめる
調味料を煮詰めることで、
同じ塩分量でも、より強く、
インパクトのある味に。
煮汁の量が半分〜1/3になるまで
煮詰めながら、ときどき全体に
混ぜてよくからめる。

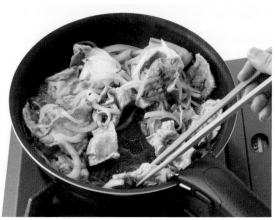

4　器にちぎったレタス、くし形に切ったトマトを盛り、3を盛り、残った汁もかける。

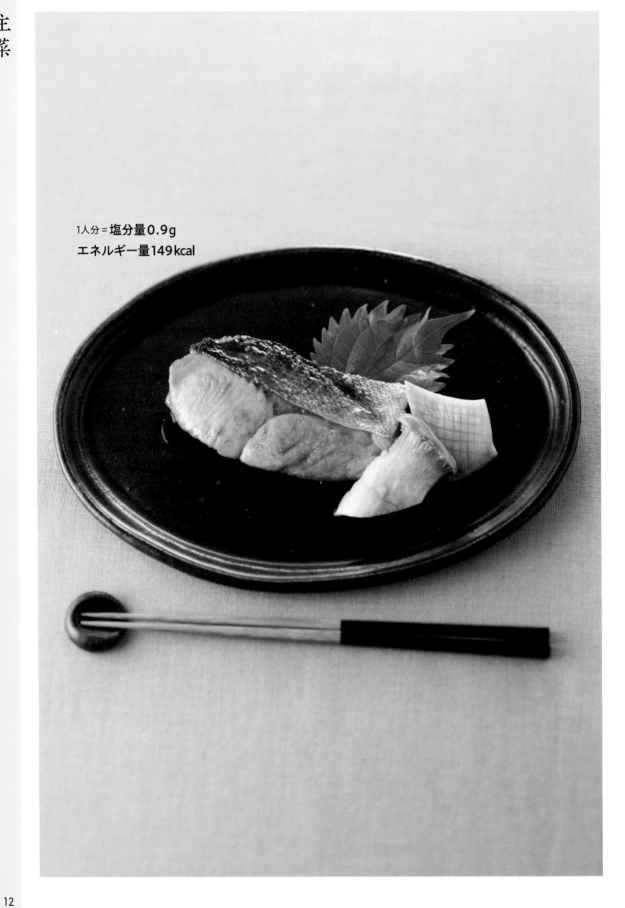

1人分＝**塩分量0.9g**
エネルギー量149kcal

鮭の幽庵焼き

減塩の場合、魚は塩焼きや煮魚ではなく、照り焼きがおすすめ。煮汁をしっかり煮詰めることで、
少ない塩分でも濃く感じられます。ゆずなど柑橘類の香りにも減塩効果があります。

材料（2人分）
鮭切り身…140 g（2切れ） エリンギ…60 g
[味つけ調味料] 和風味 　大さじ2 0.9 g×2杯＝1.8 g （2人分塩分量）
小麦粉…小さじ1 サラダ油…小さじ1 ゆずの果汁…大さじ1 大葉…2枚

作り方

1　鮭はキッチンペーパーで水気をしっかりふき、小麦粉をまぶす。エリンギは縦半分に切り、格子状に切れ目を入れる。

2　フライパンに油を熱し、鮭は皮を下にして入れ、空いたところにエリンギを並べ、中火で焼く。

3　焼き目がついたらひっくり返し、反対側にも焼き目がついたら、[味つけ調味料]、ゆず果汁を加える。魚にときどき汁をかけながら、中火で汁を煮詰める。

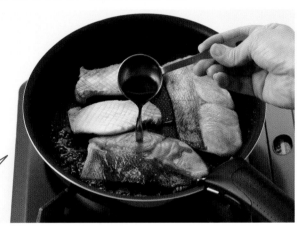

減塩で味が決まる！調理のコツ

魚の両面に焼き目がついたら、前田式 [味つけ調味料] を加える
片面を焼いてひっくり返し、
少し焼いて焼き目がついたくらいが、
調味料を入れるタイミング。
焼きすぎると
味がしみ込みにくくなる。

ぶくぶくと煮立つまで煮汁を煮詰める
汁にとろみがつき、
大きな泡が立ってきたら、
しっかり煮詰まったサイン。
ここで火を止めて。
これ以上の加熱は焦げるので
注意。

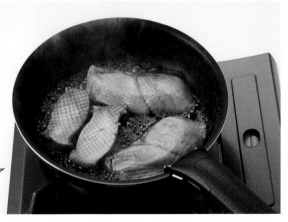

4　汁にとろみがついてきたら火を止める。器に大葉を敷き、鮭、エリンギを盛り、汁をかける。

1人分＝**塩分量1.35g**
エネルギー量178kcal

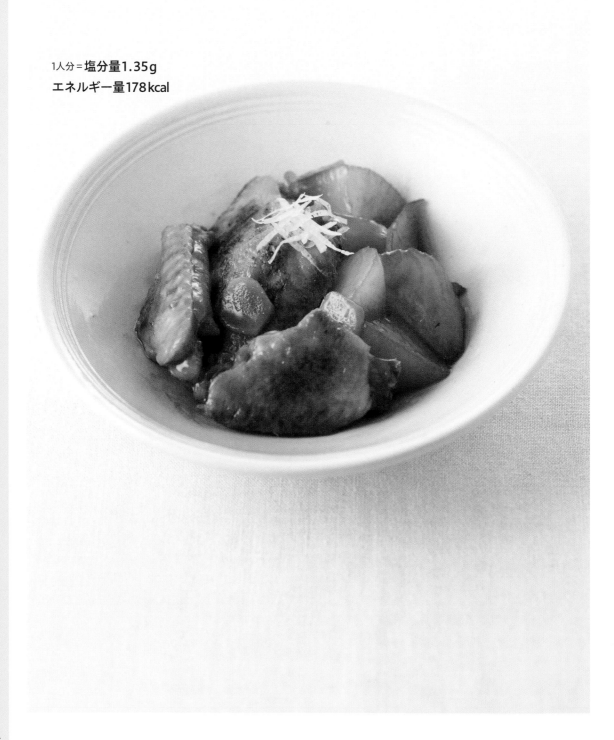

手羽と大根の中華味煮込み

煮物はだしでまず煮て、やわらかくなったところで味つけすると、中まで味がよくしみます。
煮汁は、⅓程度になるまで煮詰めると、少ない塩分でもコクのある味わいになります。

材料（2人分）

鶏手羽…200g
大根（皮をむいて）…100g

[味つけ調味料] 中華味

　　　　大さじ3
　　　　0.9g×3杯＝2.7g
　　　　（2人分塩分量）

だし汁…120mℓ
しょうが（薄切り）…4切れ
ゆずの皮（または万能ねぎの小口切り）…少々

＊だし汁は、塩分無添加の顆粒だしを湯に溶かした
ものを使用。

減塩で味が決まる！調理のコツ

だしでまず煮る。
野菜がやわらかくなったら味つけ
汁が足りなくなったら
水かだしをひたひたまで足すといい。
野菜がやわらかくなったら、
前田式[味つけ調味料]を加える。

煮汁が半分以下に
なるまで煮詰める
ふたをせずに中火で煮て、
汁を煮詰めると同時に、
鍋をときどきゆすって
素材に煮汁をからめる。

作り方

1　大根は乱切りにする。鶏手羽は食べやすいよう、骨に沿って切れ目を入れる。

2　鍋に鶏手羽を入れて中火にかけ、油をひかずにいり、表面に焼き目をつける。

3　2に大根を入れ、だし汁、しょうがを加え、中火で大根がやわらかくなるまで煮る。あくが出たら途中で取る。

4　3に[味つけ調味料]を加え、煮汁が半分以下になるまで煮詰める。

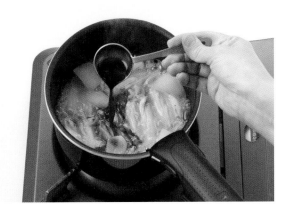

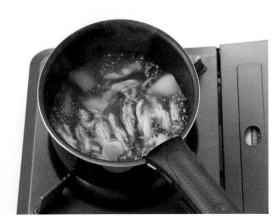

5　器に汁ごと盛り、あればゆずの皮を添える。

調味料の配合を段階的に変え、塩分を減らしていきます

[味つけ調味料] 和風味

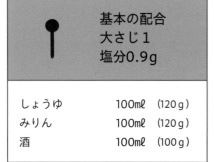

基本の配合 大さじ1 塩分0.9g		
しょうゆ	100ml	(120g)
みりん	100ml	(120g)
酒	100ml	(100g)

塩分1割減 大さじ1 塩分0.8g		
しょうゆ	90ml	(108g)
みりん	90ml	(108g)
酒	120ml	(120g)

塩分2割減 大さじ1 塩分0.7g		
しょうゆ	80ml	(96g)
みりん	80ml	(96g)
酒	140ml	(140g)

塩分3割減 大さじ1 塩分0.6g		
しょうゆ	70ml	(84g)
みりん	70ml	(84g)
酒	160ml	(160g)

[味つけ調味料] 中華味

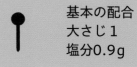

基本の配合 大さじ1 塩分0.9g		
しょうゆ	30ml	(36g)
オイスターソース	90ml	(108g)
みりん	60ml	(72g)
酒	120ml	(120g)

塩分1割減 大さじ1 塩分0.8g		
しょうゆ	27ml	(32g)
オイスターソース	81ml	(97g)
みりん	54ml	(65g)
酒	138ml	(138g)

塩分2割減 大さじ1 塩分0.7g		
しょうゆ	24ml	(29g)
オイスターソース	72ml	(86g)
みりん	48ml	(58g)
酒	156ml	(156g)

塩分3割減 大さじ1 塩分0.6g		
しょうゆ	21ml	(25g)
オイスターソース	63ml	(76g)
みりん	42ml	(50g)
酒	174ml	(174g)

[味つけ調味料] 洋風味

	基本の配合 大さじ1 塩分0.9g
ウスターソース	100㎖ （120g）
ケチャップ	200㎖ （240g）

減塩スタート

1日の調味料の
塩分6.3g
＝
1日の摂取平均
塩分7.3g
（食品由来の塩分1g）

前田式［味つけ調味料］で
無理なく、塩分を減らしていく
減塩レッスンチャート

前田式［味つけ調味料］の
減塩スタートは、塩分濃度約0.9％。
これに慣れたら、
［味つけ調味料］自体の塩分を
段階的に減らすことで、
減塩をさらに進めることができます。

［味つけ調味料］の塩分を減らすには、
配合が変わります。
塩分1割減→2割減→3割減で
ご紹介します。

	塩分1割減 大さじ1 塩分0.8g
ウスターソース	90㎖ （108g）
ケチャップ	180㎖ （216g）
白ワインまたは酒	30㎖ （30g）

＊塩分1割減より、希釈用に白ワインまたは酒を加えます。

1日の調味料の
塩分5.5g
＝
1日の摂取平均
塩分6.5g
（食品由来の塩分1g）

使い方は、
この本のルールと変わりません。
材料100gに対して、
［味つけ調味料］大さじ1のままです。

	塩分2割減 大さじ1 塩分0.7g
ウスターソース	80㎖ （96g）
ケチャップ	160㎖ （192g）
白ワインまたは酒	60㎖ （60g）

1日の調味料の
塩分4.9g
＝
1日の摂取平均
塩分5.9g
（食品由来の塩分1g）

＊1日の摂取塩分とは、
調味料の塩分＋食品由来の塩分を足した合計です。
肉、魚、卵など主にたんぱく質食品は、
食品自体が塩分を含んでいます。
［味つけ調味料］からの塩分は調味料の塩分として
計算しています。

	塩分3割減 大さじ1 塩分0.6g
ウスターソース	70㎖ （84g）
ケチャップ	140㎖ （168g）
白ワインまたは酒	90㎖ （90g）

1日の調味料の
塩分4.3g
＝
1日の摂取平均
塩分5.3g
（食品由来の塩分1g）

減塩ゴール

＊目標値　1日の塩分摂取目標値
成人男性　7.5g未満
成人女性　6.5g未満
（2020年版日本人の食事摂取基準）
血圧が高めの方　6.0g未満
（日本高血圧学会推奨値）

毎日の食事に取り入れるための献立をご紹介します。
たんぱく質、ビタミン、ミネラルなどの栄養素が過不足なくとれる食事の内容です。

献立1日目 朝食

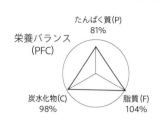

栄養バランス
(PFC)

たんぱく質(P)
81%

炭水化物(C)
98%

脂質(F)
104%

献立の1人分＝

塩分量2.25g
エネルギー量494kcal
たんぱく質量17.6g
野菜の量150g

厚揚げのしょうが焼き

厚揚げは、たんぱく質量が豆腐の1.5倍と栄養が高い食品。
食べごたえもあり、味にクセがなく、消化がいいので、大豆製品の中でもおすすめの食品です。

材料（2人分）
厚揚げ…200g（約1枚） 大根（皮をむいて）…60g にんじん（皮をむいて）…30g いんげん（筋を取って）…10g（約2本）
[味つけ調味料] 和風味 大さじ3 0.9g×3杯＝2.7g （2人分塩分量）
サラダ油…小さじ1 しょうが（すりおろし）…小さじ1

作り方

1 厚揚げは1cm厚さに切る。大根、にんじん、いんげんは太めのせん切りにする。

2 フライパンに油を熱し、大根、にんじん、いんげんを入れて中火で焼く。野菜がしんなりしてきたら端に寄せ、厚揚げを並べて焼く。

3 厚揚げに焼き目がついたら、しょうがを加えて[味つけ調味料]を回し入れ、汁をよくからめる。

4 器に厚揚げ、野菜類を盛り合わせ、フライパンに残った汁をかける。

小松菜ときのこのさっと煮

材料の小松菜はほうれん草、水菜でも、きのこはえのきだけやまいたけでもおいしくできます。
煮汁は全部飲んでも塩分範囲内です。

材料（2人分）
小松菜（根元を落として）…100g しめじ（根元を落として）…100g
[味つけ調味料] 和風味 大さじ2 0.9g×2杯＝1.8g （2人分塩分量）
だし汁＊…80㎖

作り方

1 小松菜は4cm長さに切る。しめじは小房にほぐす。

2 鍋にしめじ、小松菜、だし汁、[味つけ調味料]を入れて中火にかけ、煮立ったら3分ほど煮る。

3 器に**2**を汁ごと盛りつける。

＊だし汁は、塩分無添加の顆粒だしを湯に溶かしたものを使用。

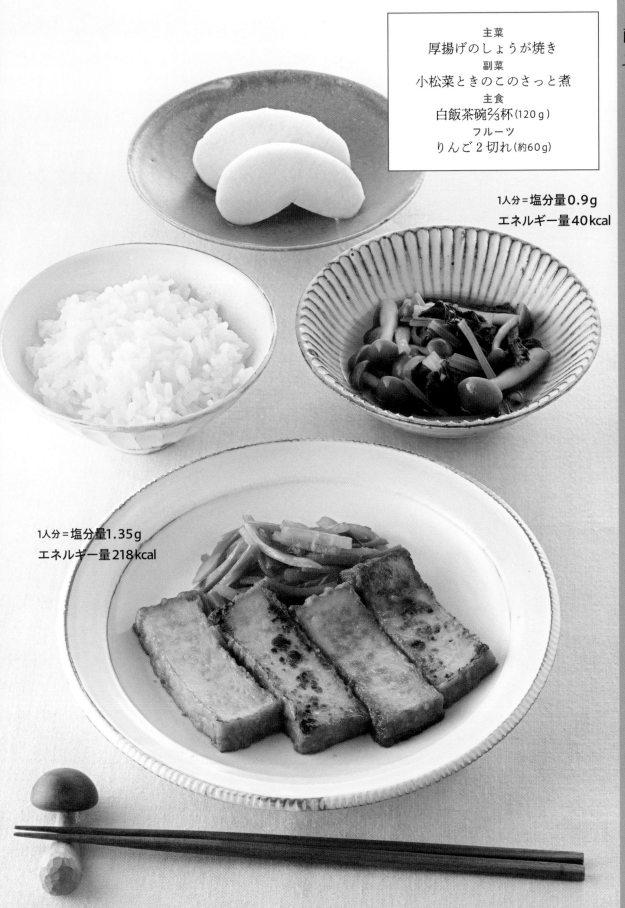

主菜
厚揚げのしょうが焼き
副菜
小松菜ときのこのさっと煮
主食
白飯茶碗⅔杯（120g）
フルーツ
りんご2切れ（約60g）

1人分＝塩分量0.9g
エネルギー量40kcal

1人分＝塩分量1.35g
エネルギー量218kcal

献立1日目 昼食

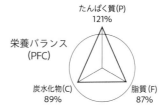

栄養バランス
(PFC)

たんぱく質(P)
121%

炭水化物(C)
89%

脂質(F)
87%

献立の1人分＝
塩分量2.25g
エネルギー量519kcal
たんぱく質量27.5g
野菜の量150g

牛肉とアスパラの中華味炒め

牛もも肉は、調味料と片栗粉をもみ込むと、加熱してもやわらかく仕上がります。
しょうがなどの香味野菜は最後に加えると、香りが強く残り、減塩に効果的。

材料（2人分）
牛もも薄切り肉…200g アスパラガス…90g（約3本） 黄パプリカ（種を除いて）…10g
[味つけ調味料] 中華味 大さじ3 0.9g×3杯＝2.7g （2人分塩分量）
片栗粉…小さじ1 サラダ油…小さじ1 しょうが（すりおろし）…小さじ1 にんにく（みじん切り）…小さじ1 黒こしょう…少々

作り方

1 アスパラは下のかたい皮をはピーラーでむき、斜め3等分に切る。パプリカは棒状に切る。牛肉は食べやすい長さに切り、[味つけ調味料]の半量、片栗粉をもみ込む。

2 フライパンに油を熱し、1の牛肉を入れて中火で炒める。肉の色が7〜8割ほど変わったら、アスパラ、パプリカを加え、1分ほど炒め合わせる。

3 残りの[味つけ調味料]、しょうが、にんにく、こしょうを加えてさっと炒め合わせ、器に盛る。

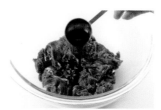

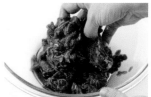

[味つけ調味料]を下味にも使用。　しっかりともみ込む。

白菜とチンゲン菜のゆず風味あえ

野菜のあえ物です。前田式［味つけ調味料］は、みりんが入っているので、
レンジで加熱し、アルコール分を飛ばしてから使います。

材料（2人分）
白菜…100g チンゲン菜…100g
[味つけ調味料] 和風味 大さじ2 0.9g×2杯＝1.8g （2人分塩分量）
ゆずの果汁…小さじ1 ゆずの皮…少々

作り方

1 ［味つけ調味料］は耐熱容器に入れ、ラップをしないで電子レンジ600Wで20〜30秒加熱してアルコール分を飛ばす。

2 白菜とチンゲン菜は、軸や茎の部分は細めのそぎ切りに、葉の部分をざく切りにする。

3 鍋に湯を沸かし、2をいっしょに入れてゆで、ざるに上げる。粗熱が取れたら水気を絞る。

4 3、1を合わせてあえ、ゆずの果汁をしぼり、皮を添える。

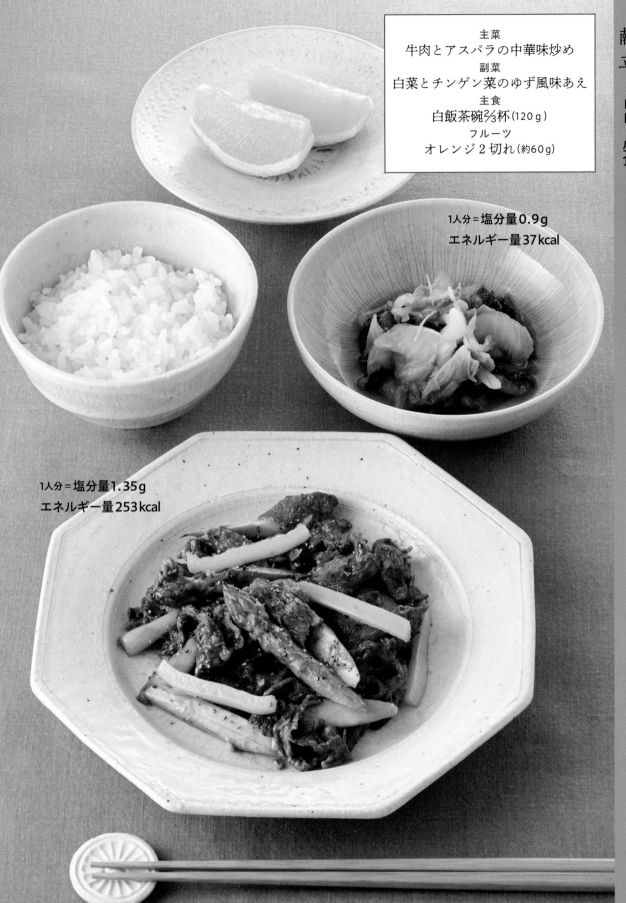

主菜
牛肉とアスパラの中華味炒め
副菜
白菜とチンゲン菜のゆず風味あえ
主食
白飯茶碗⅔杯(120g)
フルーツ
オレンジ2切れ(約60g)

1人分＝塩分量0.9g
エネルギー量37kcal

1人分＝塩分量1.35g
エネルギー量253kcal

献立1日目 夕食

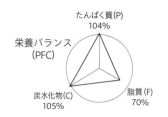

栄養バランス
(PFC)

たんぱく質(P)
104%

炭水化物(C)
105%

脂質(F)
70%

献立の1人分＝

塩分量1.8g
エネルギー量503kcal
たんぱく質量23.0g
野菜の量100g

あじの洋風味ソテー

洋風味の前田式［味つけ調味料］で味つけして、甘酸っぱい味に仕上げます。
小麦粉をまぶして焼くと、汁に軽いとろみがつき、材料にからみやすくなります。

材料（2人分）
あじ（三枚におろしたもの）…140g（2尾分） ピーマン（種を除いて）…20g 玉ねぎ…40g
［味つけ調味料］洋風味 　大さじ2 0.9g×2杯＝1.8g （2人分塩分量）
小麦粉…適量 オリーブ油…小さじ1 白ワインまたは酒…20㎖

作り方

1　あじはキッチンペーパーで水気をふき取る。ピーマン、玉ねぎはせん切りにする。

2　あじの両面に小麦粉をふる。

3　フライパンに油を入れて中火にかけ、あじは皮を下にして入れ、空いたところに野菜を入れて焼く。

4　あじに焼き目がついたらひっくり返し、反対側にも焼き目がついたら、［味つけ調味料］、白ワインを加え、魚にときどき汁をかけながら、中火で汁を煮詰める。

5　汁にとろみがついてきたら火を止める。器に盛り、好みでイタリアンパセリを飾る。

魚の両面に小麦粉をふる。茶こしでふると、均一に薄くふることができる。

生野菜と大豆のサラダ

前田式［味つけ調味料］をドレッシングに。あえ物と同じで、電子レンジで加熱し、アルコール分を飛ばします。甘みのはちみつは好みで加減してOKです。

材料（2人分）
レタス…80g トマト…60g 水煮大豆（缶詰やパウチ）…60g
［味つけ調味料］和風味 　大さじ2 0.9g×2杯＝1.8g （2人分塩分量）
はちみつ…小さじ2 ゆずの果汁…小さじ2 オリーブ油…小さじ1 ゆずの皮…少々

作り方

1　［味つけ調味料］は耐熱容器に入れ、ラップをしないで、電子レンジ600Wで20～30秒加熱してアルコール分を飛ばす。

2　レタスは食べやすくちぎる。トマトは一口大に切る。水煮大豆は汁があればきる。器に野菜と大豆を盛り合わせる。

3　1にはちみつ、ゆずの果汁、オリーブ油、ゆずの皮を混ぜてドレッシングを作る。2にドレッシングをかける。

主菜
あじの洋風味ソテー
副菜
生野菜と大豆のサラダ
主食
白飯茶碗⅔杯(120g)
フルーツ
キウイフルーツ3切れ(約60g)

1人分＝塩分量0.9g
エネルギー量119kcal

1人分＝塩分量0.9g
エネルギー量150kcal

前田式［味つけ調味料］で、減塩の主菜

肉、魚、豆腐、卵のカテゴリー別で主菜をご紹介します。
栄養バランスがととのう相性のいい主菜と副菜の組み合わせを
p.79に表しましたので、参考にしてください。

鶏のから揚げ南蛮漬け

鶏のから揚げ自体は無塩にして、まわりにからめるたれに塩分を集中的に使います。
最初に舌が感じる塩分でおいしく食べさせる減塩のテクニックです。

材料（2人分）

鶏もも肉…200g
玉ねぎ…60g
にんじん（皮をむいて）…20g
ピーマン（種を除いて）…20g

[味つけ調味料] 和風味

大さじ3
0.9g×3杯＝2.7g
（2人分塩分量）

酒…小さじ1
しょうがのおろし汁…小さじ1
片栗粉…大さじ2
揚げ油…適量
酢…小さじ2
砂糖…小さじ2
一味とうがらし…少々
グリーンリーフ…20g

作り方

1 鶏肉は一口大に切り、酒、しょうがのおろし汁をもみ込む。玉ねぎ、にんじん、ピーマンはせん切りにする。

2 1の鶏肉に片栗粉をまぶす。

3 鍋に揚げ油を熱し、2の鶏肉を揚げる。取り出して油をきる。

4 フライパンに[味つけ調味料]、酢、砂糖、一味とうがらし、玉ねぎ、にんじん、ピーマンを入れて中火にかける。煮立ったら、揚げた鶏肉を入れ、全体に混ぜて煮汁をからめる。

5 器にグリーンリーフを敷き、4を盛る。

[この料理に合う副菜]

なすとれんこんの炒め物

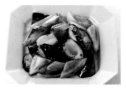

(p.61)

もやしと豆苗のあえ物

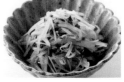

(p.65)

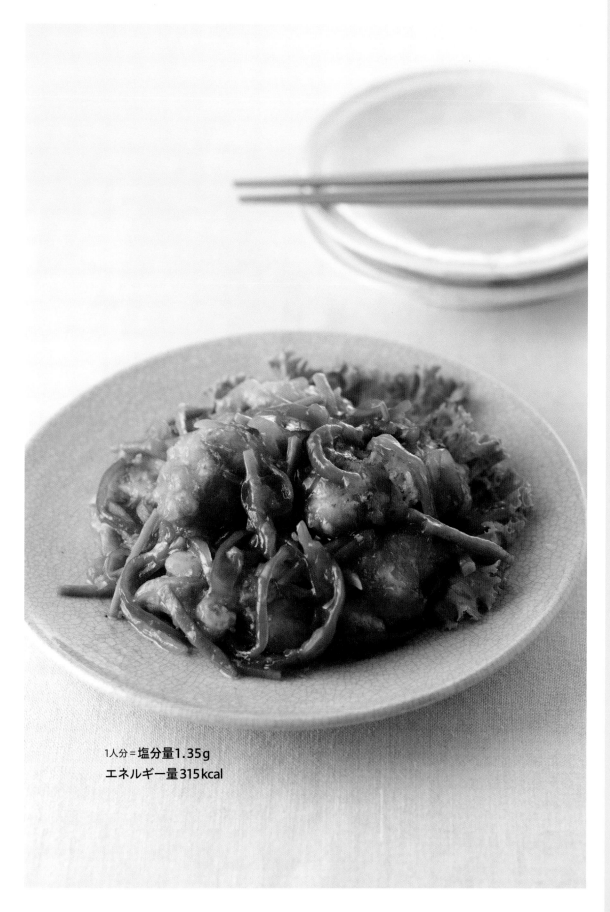

1人分＝塩分量1.35g
エネルギー量315kcal

鶏肉、カシューナッツ、ピーマンの炒め物

やわらかい肉、カリッとしたナッツ、しゃきっとしたピーマン。
歯ごたえの違う食材を合わせるとメリハリがついて満足感が出るので、減塩にもつながります。

1人分＝塩分量1.35g
エネルギー量280kcal

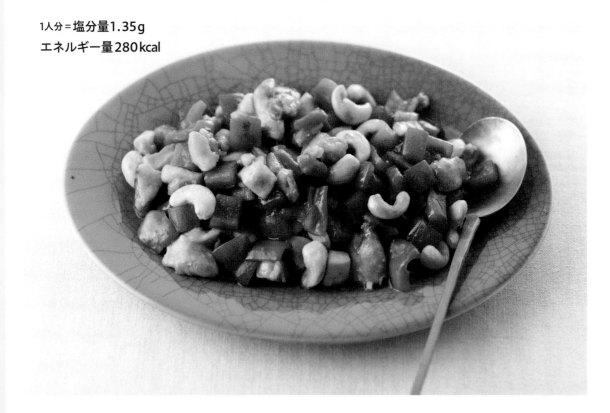

材料（2人分）

鶏もも肉（こま切れ）…140g
ピーマン（種を除いて）…60g
赤パプリカ（種を除いて）…80g
カシューナッツ（無塩）…20g

[味つけ調味料] 中華味

大さじ3
0.9g×3杯＝2.7g
（2人分塩分量）

片栗粉…小さじ1強
サラダ油…小さじ1
しょうが（すりおろし）…5g
にんにく（みじん切り）…5g

作り方

1 鶏もも肉は、[味つけ調味料]の半量、片栗粉をもみ込む。ピーマン、パプリカは1cm角に切る。

2 フライパンに油を熱し、1の鶏肉を炒める。肉の色が7〜8割変わったら、ピーマン、パプリカ、カシューナッツを加え、1分ほど炒め合わせる。

3 残りの[味つけ調味料]、しょうが、にんにくを加えてさっと炒め合わせる。

[この料理に合う副菜]
厚揚げ、チンゲン菜、レタスの煮びたし

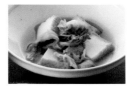

（p.38）

鶏肉、揚げ野菜の甘酢あん

素揚げした野菜と炒めた鶏肉を甘酢だれで味つけした酢豚風です。
素揚げが面倒なときは、多めの油で炒めてもかまいません。

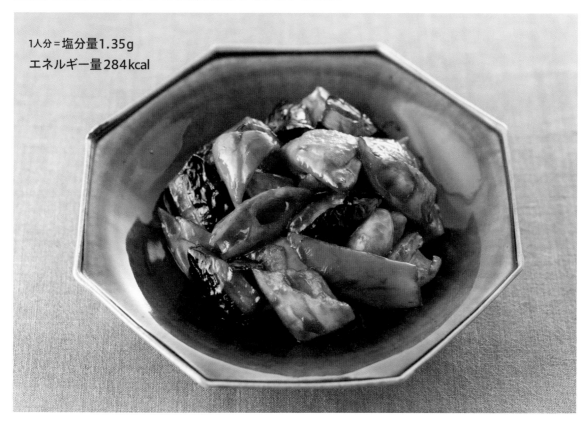

1人分＝塩分量1.35g
エネルギー量284kcal

材料（2人分）
鶏もも肉…140g なす（へたを除いて）…80g れんこん（皮をむいて）…60g ピーマン（種を除いて）…20g

[味つけ調味料] 洋風味 大さじ2
　　　　　　　　中華味 大さじ1
　　0.9g×3杯＝2.7g
　　　　　　　　（2人分塩分量）

揚げ油…適量
酢…大さじ1

作り方

1　鶏肉は小さめの一口大に切る。なすは皮をしま模様にピーラーでむき、乱切りにする。れんこん、ピーマンは乱切りにする。

2　鍋に揚げ油を熱し、1の野菜を素揚げする。取り出して油をきる。

3　フライパンを熱し、鶏肉を炒める（油をひかない）。肉の色が変わったら、[味つけ調味料]、酢を加え、30秒ほど炒める。

4　2の揚げた野菜を加え、炒め合わせながら、煮汁を全体にからめる。

[この料理に合う副菜]

生野菜と大豆のサラダ

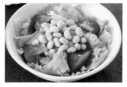

(p.22)

白菜、大豆、三つ葉のあえ物

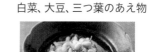

(p.66)

照り焼きチキン

鶏は油をひかずに皮目から焼き、鶏の持つ脂でかりかりに。
その香ばしさが減塩効果につながります。

1人分＝**塩分量1.35g**
エネルギー量255kcal

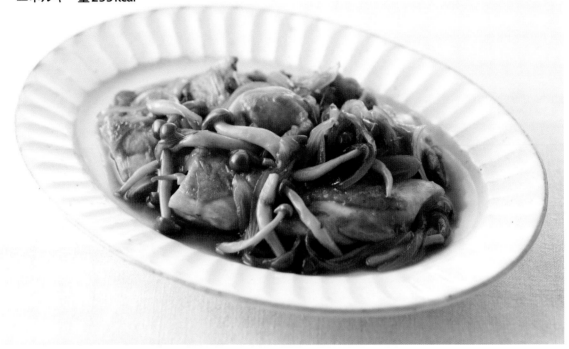

材料（2人分）

鶏もも肉…200g
玉ねぎ…60g
しめじ（根元を落として）…40g

[味つけ調味料] 和風味

 大さじ3
0.9g×3杯＝2.7g
（2人分塩分量）

作り方

1　鶏肉はキッチンペーパーで水気をふき取る。玉ねぎは薄切りにする。しめじは小房にほぐす。

2　冷たいフライパンに（油をひかない）、鶏を皮を下にして入れ、ふたをして中火で焼く。

3　鶏の皮に焼き目がついたらひっくり返し、空いたところに玉ねぎ、しめじ、[味つけ調味料]を入れ、ふたをして5分ほど蒸し煮にする。

4　鶏に火が通ったら、ふたを外し、中火で汁を煮詰める。汁にとろみがついてきたら火を止める。器に盛り、汁をかける。

[この料理に合う副菜]

もやしと豆苗のあえ物

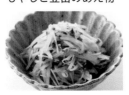

(p.65)

白菜とにんじんのあえ物

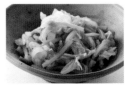

(p.67)

鶏と大根、にんじんの煮物

だしでまずはじっくり煮て、やわらかくなったところで前田式［味つけ調味料］を加えて
煮詰めます。大根に味がしみわたります。

1人分＝塩分量1.35g

エネルギー量198kcal

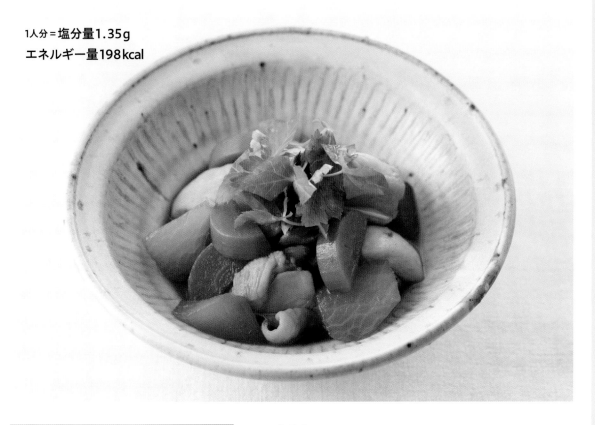

材料（2人分）

鶏肉（ももまたはむね）…140g
大根（皮をむいて）…120g
にんじん（皮をむいて）…40g

［味つけ調味料］和風味

　大さじ3
0.9g×3杯＝2.7g
（2人分塩分量）

だし汁＊…120㎖
あれば三つ葉…少々

作り方

1　鶏肉は一口大に切る。大根は一口大の乱切りにする。に
んじんは7～8㎜幅の半月切りにする。

2　鍋に鶏肉、大根、にんじん、だし汁を入れて中火にかけ、
煮立ったらふたをして煮る。

3　野菜がやわらかくなったら、［味つけ調味料］を加え、ふ
たをせずに煮汁が1/3程度になるまで煮る。

4　器に盛り、三つ葉を添える。

［この料理に合う副菜］

ピリ辛きゅうりと鶏むね肉の炒め物

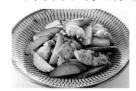

(p.62)

＊だし汁は、塩分無添加の顆粒だしを湯に溶かしたものを使用。

牛肉、長ねぎ、セロリの炒め物

牛肉はもも肉がおすすめですが、こま切れなどを使う場合、
脂肪部分が多いときは、余分な脂を除くと、カロリーが40％ほどカットできます。

1人分＝塩分量1.35g
エネルギー量214kcal

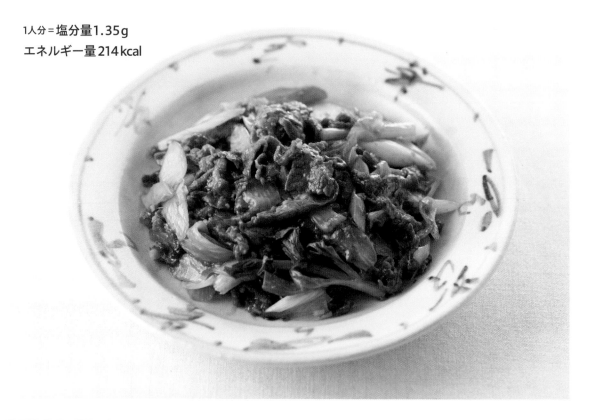

材料（2人分）
牛薄切り肉…200g 長ねぎ…60g セロリ…40g
[味つけ調味料] 中華味 大さじ3 0.9g×3杯＝2.7g （2人分塩分量）
片栗粉…小さじ1 ごま油…小さじ1 しょうが(すりおろし)…小さじ1 にんにく(みじん切り)…小さじ1

作り方

1　牛肉は4cm長さに切り、[味つけ調味料]の半量、片栗粉をもみ込む。長ねぎ、セロリは斜め薄切りにする。

2　フライパンに油を入れて中火にかけ、1の牛肉を入れて炒める。肉の色が7〜8割変わったら、長ねぎ、セロリを加え、1分ほど炒め合わせる。

3　残りの[味つけ調味料]、しょうが、にんにくを加えてさっと炒め合わせる。

[この料理に合う副菜]

れんこんとにんじんのきんぴら　　かぼちゃの煮物

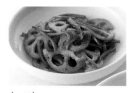

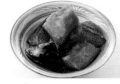

(p.48)　　　　　　　　　　　(p.69)

肉じゃが

煮汁はほとんど残さない、ほっくりタイプの肉じゃがです。まずはだしでじゃがいもをやわらかく煮、前田式［味つけ調味料］を加えたら一気に煮詰めて味をしみ込ませます。

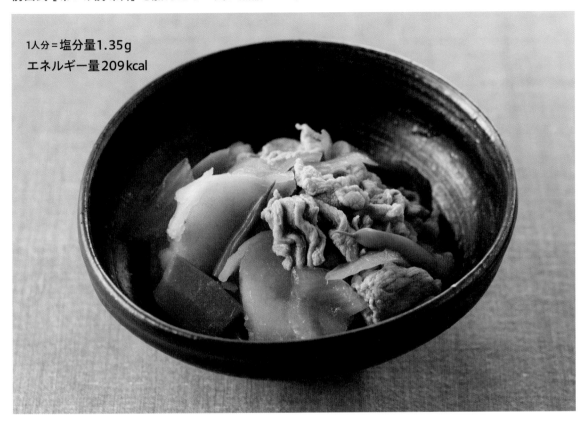

1人分＝塩分量1.35g
エネルギー量209kcal

材料（2人分）

豚もも薄切り肉…140g
じゃがいも（皮をむいて）…100g
玉ねぎ…40g
にんじん（皮をむいて）…20g

［味つけ調味料］和風味

大さじ3
0.9g×3杯＝2.7g
（2人分塩分量）

サラダ油…小さじ1
だし汁＊…120㎖
あればいんげん（ゆでる）…10g

作り方

1　豚肉は3㎝長さに切る。じゃがいもは大きめの一口大に切る。玉ねぎは薄切り、にんじんは一口大の乱切りにする。

2　鍋に油を入れて中火にかけ、豚肉、じゃがいも、玉ねぎ、にんじんを入れてざっと炒める。肉の色がだいたい変わったら、だし汁を加えて煮る。

3　沸騰したらあくを除き、ふたをして野菜がやわらかくなるまで煮る。

4　［味つけ調味料］を加え、ふたをせずに、煮汁が⅓程度になるまで煮る。

5　器に盛り、食べやすく切ったいんげんを添える。

［この料理に合う副菜］

レバー、もやし、ピーマンの炒め物　　ほうれん草とひき肉の炒め物

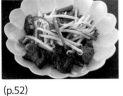

(p.52)

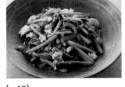

(p.63)

＊だし汁は、塩分無添加の顆粒だしを湯に溶かしたものを使用。

豚肉と白菜、にんじんのとろみ炒め

煮汁が多め、仕上げに水溶き片栗粉を加えるタイプの炒め物です。
とろみをつけることで、舌に塩分が感じやすくなります。

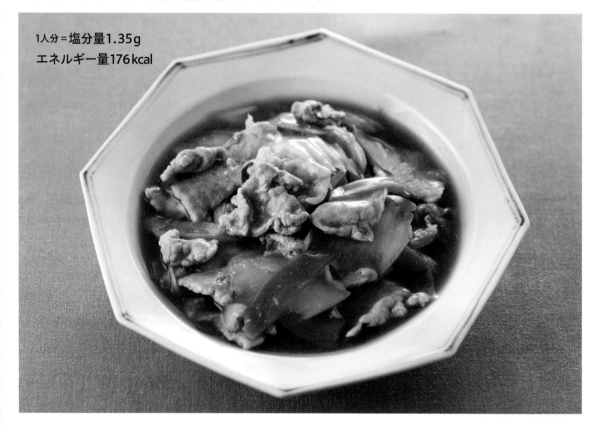

1人分＝塩分量1.35g
エネルギー量176kcal

材料（2人分）
豚もも薄切り肉…140g 白菜…120g にんじん（皮をむいて）…40g
[味つけ調味料]中華味 大さじ3 0.9g×3杯＝2.7g （2人分塩分量）
ごま油…小さじ1 しょうが（すりおろし）…少々 だし汁＊…120㎖ 水溶き片栗粉 （片栗粉小さじ1、水小さじ2を混ぜる）

作り方

1　豚肉は3㎝長さに切る。にんじんは短冊切り、白菜の軸部分はそぎ切り、葉部分はざく切りにする。

2　フライパンにごま油を熱し、豚肉、にんじん、白菜の軸部分を中火で炒める。肉の色が変わったら、葉部分を加えてさっと炒める。

3　しょうが、だし汁、[味つけ調味料]を加え、野菜がやわらかくなるまで煮る。

4　一度火を止め、水溶き片栗粉を回し入れ、再び火をつけ、全体に混ぜてとろみをつける。

[この料理に合う副菜]
里芋と厚揚げの煮物

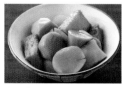

(p.69)

＊だし汁は、塩分無添加の顆粒だしを湯に溶かしたものを使用。

豚肉と野菜の鍋

鍋の中身には味をつけず、[味つけ調味料] のたれにつけながら食べます。
たれは少しずつ、足しながら食べると、最後までおいしくいただけます。

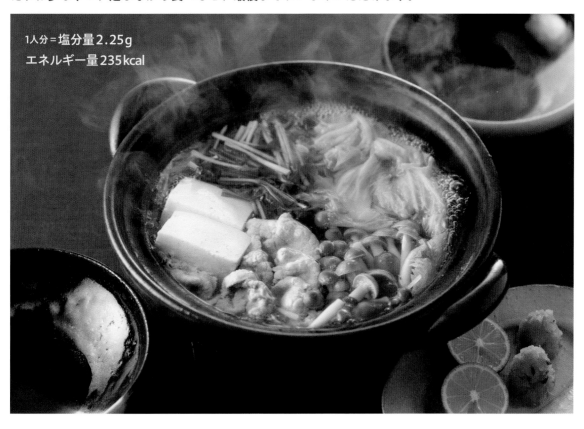

1人分＝塩分量2.25g
エネルギー量235kcal

材料（2人分）

豚薄切り肉（しゃぶしゃぶ用）…100g
木綿豆腐…100g
白菜…140g
水菜…120g
しめじ（根元を落として）…40g

[味つけ調味料] 和風味

 大さじ5以内
0.9g×5杯＝4.5g
（2人分塩分量）

はちみつ…小さじ2½
ゆずの果汁…小さじ2½
すだち、もみじおろし…各好みの量

作り方

1　[味つけ調味料]は耐熱容器に入れ、ラップをしないで、電子レンジ600Wで20〜30秒加熱してアルコール分を飛ばす。はちみつとゆずの果汁を加えて混ぜる。

2　豆腐は食べやすい大きさに切る。白菜の軸部分はそぎ切り、葉部分はざく切りにする。水菜は3〜4cm長さに切る。しめじは小房にほぐす。

3　小鍋に豚肉、豆腐、野菜類を入れ、水またはだし汁を入れて火にかける。煮えたら、1のたれにすだちともみじおろしをつけて食べる。

献立2日目 朝食

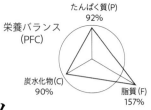

栄養バランス（PFC）
たんぱく質(P) 92%
炭水化物(C) 90%
脂質(F) 157%

献立の1人分＝
塩分量1.37g（＋パンの塩分量0.7g）
エネルギー量556kcal
たんぱく質量22.4g
野菜の量160g

ほうれん草オムレツ

卵は、食品自体に1個0.4gの塩分が含まれていますので、オムレツは無塩で焼きます。
食べるときに、[味つけ調味料]を少しずつかけましょう。

材料（2人分）
卵…4個（正味200g） ほうれん草（根元を落として）…100g
[味つけ調味料] 洋風味 　大さじ1½ 　0.9g×1.5杯＝1.35g 　（2人分塩分量）
サラダ油…小さじ2 レタス…20g（¼枚程度）

作り方

1 鍋に湯を沸かし、ほうれん草をさっとゆで、ざるに上げる。3cm長さに切り、水気をしっかり絞る。

2 ボウルに卵を割りほぐし、**1**のほうれん草を加える。

3 フライパンに油を入れて中火にかけ、**2**を入れ、オムレツを焼く。

4 器にオムレツを盛ってレタスを添える。食べるときに[味つけ調味料]をかける。

＊前田式[味つけ調味料]和風味、中華味をかける場合は、電子レンジで加熱してアルコール分を飛ばす。

マッシュかぼちゃサラダ

食パンは6枚切り1枚に約0.7gの塩分が含まれているので、副菜は無塩にしましょう。
甘酸っぱい味のかぼちゃサラダです。

材料（2人分）
かぼちゃ（種を除いて）…100g
はちみつ…小さじ1½（10g）
サワークリーム…大さじ1強（17g）
くるみ…1粒（3～4g）

作り方

1 かぼちゃは3cm角に切り、耐熱ボウルに入れてラップをかけ、電子レンジ600Wで2分30秒加熱する。

2 取り出したら熱いうちにつぶし、はちみつを混ぜる。少しおいて冷まし、粗熱が取れたらサワークリーム、刻んだくるみを加えて混ぜる。

＊サワークリームがない場合は、水きりしたヨーグルトで代用を。

しめじのバルサミコ炒め

きのこは炒めて水分が抜けると調味料がしっかりしみ込みます。

材料（2人分）
しめじ（根元を落として）…100g
オリーブ油…少々
バルサミコ酢…大さじ1（15g）
白ワイン…大さじ1（15g）
はちみつ…大さじ⅔（14g）

作り方

1 しめじは小房にほぐす。

2 フライパンにオリーブ油を入れて中火にかけ、しめじを入れ、しんなりするまで炒める。

3 バルサミコ酢、白ワイン、はちみつを入れ、汁気がほとんどなくなるまで炒める。器に盛り、好みでイタリアンパセリを添える。

主菜
ほうれん草オムレツ
副菜
マッシュかぼちゃサラダ
しめじのバルサミコ炒め
主食
パン6枚切り1枚
フルーツ
バナナ½本(正味60g)

1人分=塩分量0g
エネルギー量74kcal

1人分=塩分量0g
エネルギー量61kcal

1人分=塩分量0.675g
エネルギー量214kcal

献立2日目 昼食

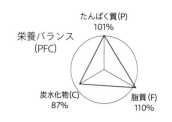

栄養バランス
(PFC)

たんぱく質(P)
101%

炭水化物(C)
87%

脂質(F)
110%

献立の1人分＝

塩分量2.25g
エネルギー量548kcal
たんぱく質量24.2g
野菜の量100g

ガパオ風ごはん

タイ料理のアレンジです。
レシピの分量でたんぱく質は充分とれますが、本場風に目玉焼きをのせて食べてもかまいません。

材料（2人分）
鶏ひき肉…200g ピーマン（種を除いて）…50g 赤パプリカ（種を除いて）…50g
[味つけ調味料] 中華味 　大さじ3 0.9g×3杯＝2.7g （2人分塩分量）
サラダ油…小さじ2 にんにく（みじん切り）…5g しょうが（すりおろし）…5g 白飯…約240g あればバジル…適量

作り方

1　ピーマン、パプリカは太めのせん切りにする。

2　フライパンに油を熱し、にんにくとしょうがを炒め、鶏ひき肉を入れてほぐしながら炒める。ひき肉がパラパラになったら、ピーマンとパプリカを加えてさっと炒める。

3　[味つけ調味料]を加え、汁気がほとんどなくなるまで炒め合わせる。

4　器に白飯、3を盛り、バジルを飾る。

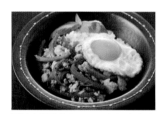

男性や運動をしている方など、たんぱく質を強化したい場合は、目玉焼きをのせて。目玉焼きは好みの焼き加減でOK。

水菜のお吸い物

汁物は p.76 のルールに従って、だし汁100㎖に対して前田式 [味つけ調味料] 大さじ1です。
野菜は水菜のほか、ほうれん草や小松菜でも。

材料（2人分）
だし汁…200㎖（1人分100㎖） ＊だし汁は、塩分無添加の顆粒だしを湯に溶かしたものを使用。
[味つけ調味料] 和風味 　大さじ2 0.9g×2杯＝1.8g （2人分塩分量）
水菜…100g（1人分50g）

作り方

1　水菜は3～4㎝長さのざく切りにする。

2　鍋にだし汁を入れて中火にかけ、煮立ったら水菜、[味つけ調味料]を入れ、ひと煮立ちしたら火を止める。

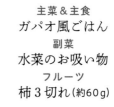

主菜＆主食
ガパオ風ごはん
副菜
水菜のお吸い物
フルーツ
柿3切れ（約60g）

1人分＝塩分量0.9g
エネルギー量36kcal

1人分＝塩分量1.35g
エネルギー量476kcal

献立2日目 夕食

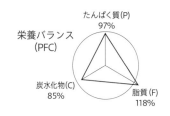

栄養バランス
(PFC)

たんぱく質(P)
97%

炭水化物(C)
85%

脂質(F)
118%

献立の1人分＝

塩分量1.8g
エネルギー量562kcal
たんぱく質量23.9g
野菜の量100g

ぶりの照り焼き

煮汁をしっかり煮詰めるので、減塩とは思えないコクのある仕上がりに。
お弁当にもおすすめ。ぶりはかじきまぐろにしてもおいしくできます。

材料（2人分）
ぶり切り身…140g（2切れ） 長ねぎ…30g ししとうがらし（へたを除いて）…30g
[味つけ調味料] 和風味 大さじ2 0.9g×2杯＝1.8g （2人分塩分量）
小麦粉…小さじ2強 サラダ油…小さじ1 大葉…2枚

作り方

1 ぶりはキッチンペーパーで水気をふき取る。長ねぎは3
〜4cm長さに切る。ししとうは爪楊枝で刺して穴をあける(破
裂防止のため)。

2 ぶりの両面に小麦粉をふる。

3 フライパンに油を熱し、**2**のぶりを入れ、空いたところ
にねぎとししとうを入れ、中火で焼く。

4 焼き目がついたらひっくり返し、反対側にも焼き目がつ
いたら、[味つけ調味料]を加える。魚にときどき汁をかけな
がら、汁を煮詰める。

5 汁にとろみがついたら火を止める。器に大葉を敷き、**4**
を盛り、汁をかける。

厚揚げ、チンゲン菜、レタスの煮びたし

冷蔵庫に残りがちなレタスも煮びたしにすればおいしく食べられます。
厚揚げでたんぱく質をプラスしています。

材料（2人分）
厚揚げ…60g チンゲン菜…80g レタス…60g
[味つけ調味料] 和風味 大さじ2 0.9g×2杯＝1.8g （2人分塩分量）
だし汁＊…80ml

作り方

1 厚揚げは縦半分に切ってから1cm幅に切る。チンゲン菜
の茎はそぎ切り、葉はざく切りにする。レタスはざく切りに
する。

2 鍋にだし汁、[味つけ調味料]、厚揚げ、チンゲン菜の茎
を入れて中火にかけ、煮立ったら3分ほど煮る。

3 厚揚げが汁を含んだら、チンゲン菜の葉、レタスを加え、
さっと煮て火を止める。器に汁ごと盛りつける。

＊だし汁は、塩分無添加の顆粒だしを湯に溶かしたものを使用。

主菜
ぶりの照り焼き
副菜
厚揚げ、チンゲン菜、
レタスの煮びたし
主食
白飯茶碗⅔杯(120g)
フルーツ
ぶどう 7〜8粒(約60g)

1人分＝塩分量0.9g
エネルギー量77kcal

1人分＝塩分量0.9g
エネルギー量245kcal

鮭とキャベツのオイスターバター焼き

油脂は味に奥行きをプラスするアイテムです。
最後にバターを加えるとコクが生まれ、減塩効果が高まります。

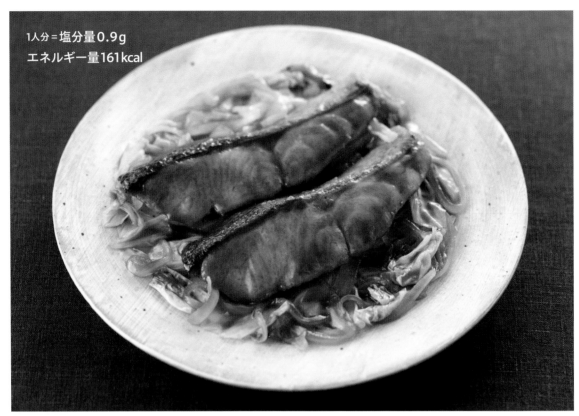

1人分＝塩分量0.9g
エネルギー量161kcal

材料（2人分）
鮭切り身…140g（2切れ） キャベツ…40g 玉ねぎ…20g
[味つけ調味料] 中華味 大さじ2 0.9g×2杯＝1.8g （2人分塩分量）
サラダ油…小さじ1 バター（無塩）…5g

作り方

1　鮭はキッチンペーパーで水気をふき取る。キャベツはざく切り、玉ねぎは薄切りにする。

2　フライパンに油を熱し、鮭を皮を下にして入れ、中火で焼く。

3　焼き目がついたらひっくり返し、空いているところにキャベツ、玉ねぎを入れる。[味つけ調味料]を加え、ふたをして約5分蒸し煮にする。

4　ふたを外し、バターを加え、汁を煮詰めながら、全体にからめる。

5　器に4の野菜を敷き、鮭をのせ、汁をかける。

[この料理に合う副菜]
白菜、大豆、三つ葉のあえ物

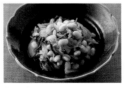

(p.66)

鮭の焼き南蛮漬け

ピリ辛の甘酸っぱい味つけです。辛みを強くしたい場合は、赤とうがらしを増やす、
仕上げに一味とうがらし少々をふってもいいです。

1人分＝塩分量0.9g
エネルギー量147kcal

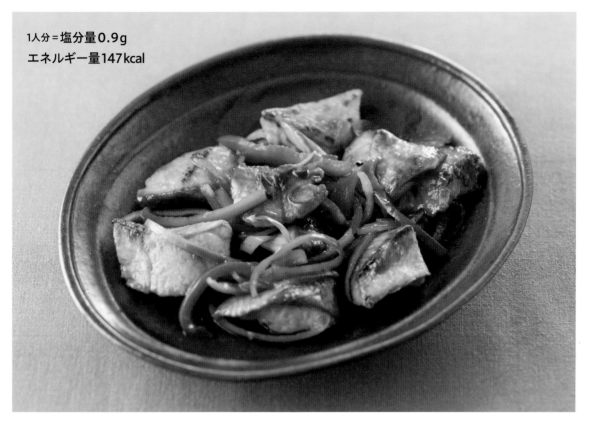

材料 (2 人分)
鮭切り身…140g (2切れ) 玉ねぎ…20g 赤パプリカ(種を除いて)…20g ピーマン(種を除いて)…20g
[味つけ調味料] 中華味 大さじ2 0.9g×2杯＝1.8g (2人分塩分量)
サラダ油…小さじ1 酢…大さじ1 赤とうがらし(輪切り)…少々 しょうが(すりおろし)…小さじ1

作り方

1　鮭はキッチンペーパーで水気をふき取る。玉ねぎは薄切り、パプリカ、ピーマンはせん切りにする。

2　フライパンに油を熱し、鮭を皮を下にして入れて焼く。焼き目がついたらひっくり返し、空いているところに玉ねぎ、パプリカ、ピーマンを入れる。

3　鮭の反対面にも焼き目がついたら、[味つけ調味料]、酢、赤とうがらし、しょうがを加える。魚にときどき汁をかけながら、汁にとろみがつくまで煮詰める。

[この料理に合う副菜]

生野菜と大豆のサラダ

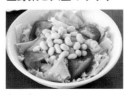

(p.22)

大根、鶏ひき肉のとろみ煮

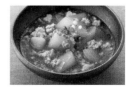

(p.68)

いかとブロッコリーの中華味炒め

いかは生のいかを使っていますが、皮はむかなくていいです。
冷凍いか、冷凍えびでも同様に作れます。

1人分＝塩分量1.35g
エネルギー量139kcal

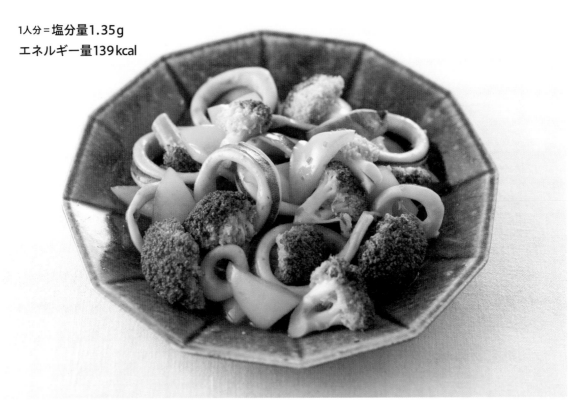

材料 (2 人分)

するめいか(胴の部分・内臓を抜いて)…140g
ブロッコリー…100g
黄パプリカ(種を除いて)…60g

[味つけ調味料]中華味

大さじ3
0.9g× 3 杯＝2.7g
（ 2 人分塩分量）

ごま油…小さじ1
しょうが(すりおろし)…小さじ1

作り方

1　いかは 7 ～ 8 mm幅の輪切りにする。ブロッコリーは小房に分け、熱湯で 2 ～ 3 分ゆで、ざるに上げる。パプリカは一口大の乱切りにする。

2　フライパンに油を熱し、いか、パプリカを入れて中火で炒める。

3　いかの色が変わったら、[味つけ調味料]、しょうが、1のブロッコリーを加え、汁をからめながら炒め合わせる。汁がほとんどなくなったら火を止める。

[この料理に合う副菜]

玉ねぎ、パプリカ、ささ身のあえ物

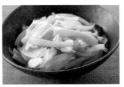

(p.64)

里芋と厚揚げの煮物

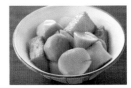

(p.69)

たらと三つ葉のあっさり煮

煮魚は減塩で作るのが難しかったのでいろいろ試したところ、
たらで作るとあっさりはしていますが、おいしくできました。

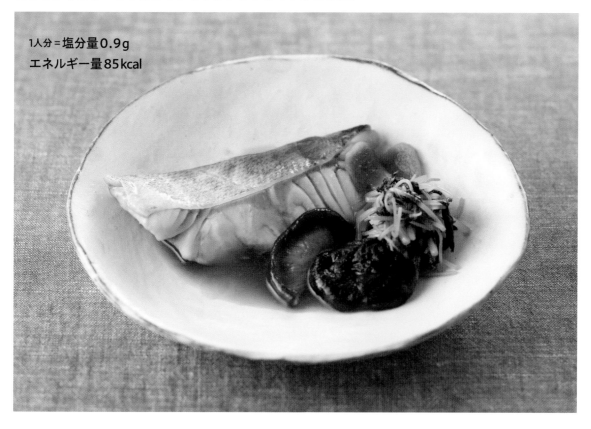

1人分＝塩分量0.9g
エネルギー量85kcal

材料（2人分）

たら切り身…140g（2切れ）
三つ葉…40g
生しいたけ（軸は除いて）…20g

[味つけ調味料] 和風味

大さじ2
0.9g×2杯＝1.8g
（2人分塩分量）

しょうが（薄切り）…4切れ
だし汁＊…160mℓ

作り方

1 たらはキッチンペーパーで水気をふく。三つ葉は4cm長さに切る。しいたけは2等分のそぎ切りにする。

2 鍋にだし汁、しょうが、[味つけ調味料]を入れて中火にかけ、煮立ったら、たら、しいたけを入れ、クッキングペーパーなどで落としぶたをして約5分煮る。

3 魚に火が通ったら三つ葉を加え、煮汁が半量になるまで煮る。

[この料理に合う副菜]

ピリ辛きゅうりと鶏むね肉の炒め物　　ほうれん草とひき肉の炒め物

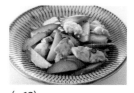

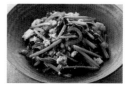

(p.62)　　　　　　　　　　　　　　　　　(p.63)

＊だし汁は、塩分無添加の顆粒だしを湯に溶かしたものを使用。

あじとれんこんの照り焼き みょうが添え

照り焼きはあじやいわし、さんまでもおいしくできます。
みょうがを添えることで、香りやしゃきしゃきの食感が減塩に役立ちます。

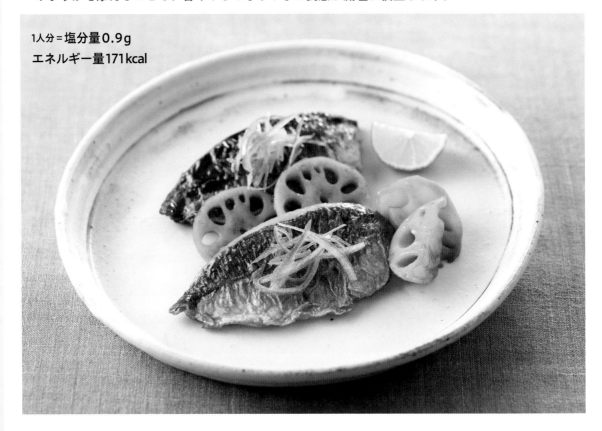

1人分＝塩分量0.9g
エネルギー量171kcal

材料（2人分）
あじ（三枚におろしたもの）…140g（2尾分） れんこん（皮をむいて）…60g

[味つけ調味料] 和風味

大さじ2
0.9g×2杯＝1.8g
（2人分塩分量）

小麦粉…小さじ1
サラダ油…小さじ1
酢…小さじ2
砂糖…小さじ2
みょうが（せん切り）…1〜2個

作り方

1　あじはキッチンペーパーで水気をふく。れんこんは輪切り2切れ、乱切り2切れに切る。

2　あじの両面に小麦粉をふる。

3　フライパンに油を熱し、2のあじを入れ、空いたところにれんこんを入れて焼く。

4　焼き目がついたらひっくり返し、[味つけ調味料]、酢、砂糖を加える。魚にときどき汁をかけながら中火で煮て、汁がほとんどなくなったら火を止める。

5　器に盛り、みょうがと、あればすだちを添える。

[この料理に合う副菜]
厚揚げ、チンゲン菜、レタスの煮びたし

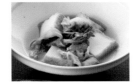

(p.38)

揚げさばのヤンニョム風

前田式［味つけ調味料］洋風味を使って、韓国風に仕上げました。揚げたあとにからめるので、
味はしっかり感じますが、辛くはありません。

1人分＝塩分量0.9g
エネルギー量298kcal

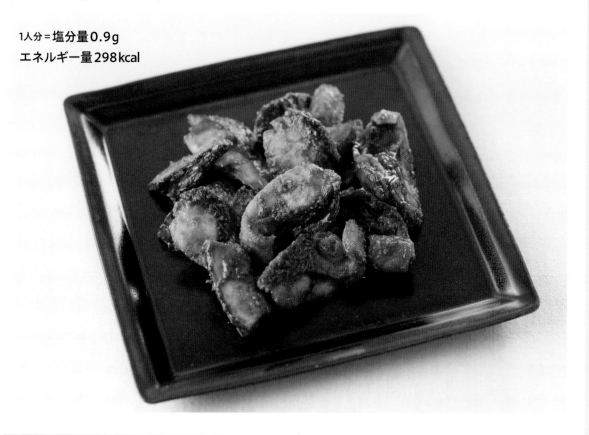

材料（2人分）
さば切り身…140g（2切れ） かぼちゃ（種を除いて）…60g
［味つけ調味料］洋風味 　大さじ2 　0.9g×2杯＝1.8g 　（2人分塩分量）
小麦粉…小さじ2強 揚げ油…適量 白すりごま…小さじ2

作り方

1　さばはキッチンペーパーで水気をふき、1切れを3〜4
等分に切る。かぼちゃは4〜5cm長さの薄切りにする。

2　1のさばの両面に小麦粉をふる。

3　鍋に揚げ油を熱し、かぼちゃを素揚げし、取り出す。続
けて2のさばを揚げ、取り出す。

4　ボウルに3のかぼちゃとさばを入れ、［味つけ調味料］を
加え、よくあえる。

5　器に盛り、すりごまをかける。

［この料理に合う副菜］

生野菜と大豆のサラダ

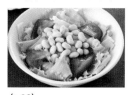

(p.22)

玉ねぎ、パプリカ、ささ身のあえ物

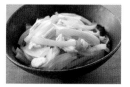

(p.64)

いわしのかば焼き

いわし、さばなどの青魚には血液サラサラ効果が高いとされる脂肪酸の EPA が豊富です。
いわし1尾で1日の必要量がまかなえます。

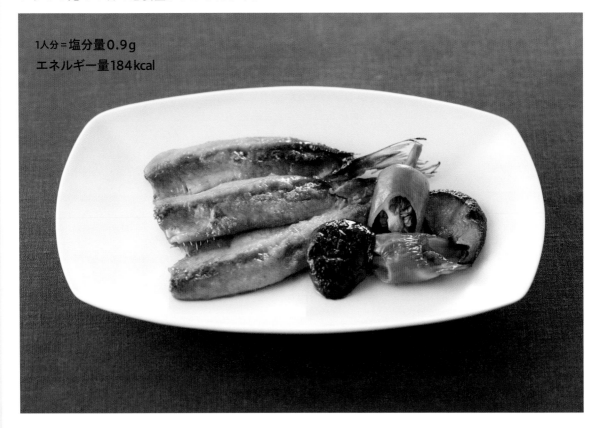

1人分＝塩分量0.9g
エネルギー量184kcal

材料（2人分）
いわし（骨を除いて開く）…140g（2尾分） 万願寺とうがらしまたはししとうがらし…30g 生しいたけ（軸を除いて）…30g

[味つけ調味料] 和風味

大さじ2
0.9g×2杯＝1.8g
（2人分塩分量）

小麦粉…小さじ1
サラダ油…小さじ1
砂糖…小さじ2

作り方

1　いわしはキッチンペーパーで水気をふく。万願寺とうがらしは食べやすい大きさに切る。しいたけは半分に切る。

2　いわしの両面に小麦粉をふる。

3　フライパンに油を熱し、**2**のいわしを皮を下にして入れ、空いたところに万願寺とうがらし、しいたけを入れて焼く。

4　焼き目がついたらひっくり返し、[味つけ調味料]、砂糖を加える。魚にときどき汁をかけながら中火で煮からめ、汁がほとんどなくなったら火を止める。

[この料理に合う副菜]
白菜、大豆、三つ葉のあえ物

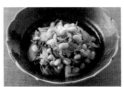

(p.66)

えびと白菜のとろみ炒め

えびは低カロリー、高たんぱく質食品。炒めることで出る香ばしさにも減塩効果があります。
加熱しすぎるとかたくなるので、短時間で仕上げましょう。

1人分＝塩分量1.35g
エネルギー量126kcal

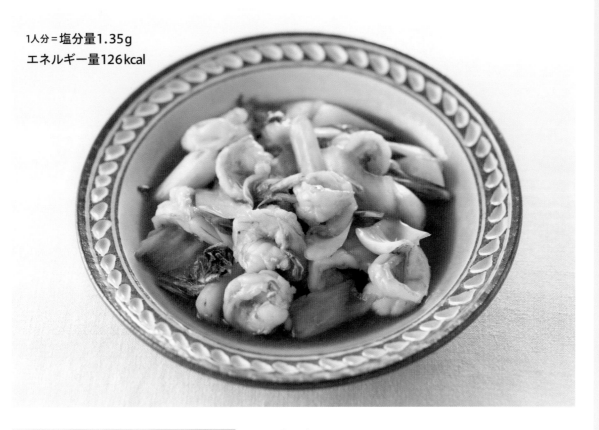

材料（2人分）

えび（冷凍むきえび・大）…140g
白菜…100g
チンゲン菜…60g

[味つけ調味料] 中華味

大さじ3
0.9g×3杯＝2.7g
（2人分塩分量）

ごま油…小さじ1
しょうが（すりおろし）…小さじ1
だし汁＊…120㎖
水溶き片栗粉
　（片栗粉小さじ1、水小さじ2を混ぜる）

作り方

1　えびは自然解凍し、背中に切れ目を入れ、背わたがあれば除く。白菜とチンゲン菜は、軸や茎部分はそぎ切り、葉部分はざく切りにする。

2　フライパンにごま油を熱し、えび、白菜とチンゲン菜の軸や茎部分を炒める。えびの色が変わったら、葉部分を加えてさっと炒める。

3　しょうが、だし汁、[味つけ調味料]を加え、1〜2分煮る。

4　一度火を止め、水溶き片栗粉を回し入れ、再び火をつけ、全体に混ぜてとろみをつける。

[この料理に合う副菜]
大根、鶏ひき肉のとろみ煮
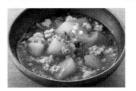

(p.68)

＊だし汁は、塩分無添加の顆粒だしを湯に溶かしたものを使用。

献立3日目 朝食

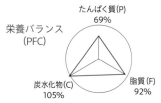

栄養バランス
(PFC)

たんぱく質(P)
69%

炭水化物(C)
105%

脂質(F)
92%

献立の1人分＝

塩分量2.25g
エネルギー量525kcal
たんぱく質量15.9g
野菜の量150g

豆腐とチンゲン菜の卵とじ

卵でとじると味が薄まるので、卵を加えるまでに煮汁が半分になるまで煮詰めるのがコツです。
ふるふるやわらかな卵とじは朝食にぴったりです。

材料（2人分）
絹ごし豆腐…100g チンゲン菜…60g 玉ねぎ…40g 卵…2個（正味100g）
[味つけ調味料] 中華味 大さじ3 0.9g×3杯＝2.7g （2人分塩分量）
だし汁＊…120ml

作り方

1 豆腐は縦半分に切ってから1cm幅に切る。チンゲン菜の茎はそぎ切り、葉はざく切りにする。玉ねぎは薄切りにする。卵は溶きほぐす。

2 鍋にだし汁、[味つけ調味料]、玉ねぎ、豆腐、チンゲン菜の茎を入れて中火にかけ、煮立ったら5分ほど煮る。

3 煮汁が半分程度になったら、チンゲン菜の葉を加え、溶き卵を回し入れる。卵が半熟程度になるまで煮て、火を止める。

れんこんとにんじんのきんぴら

前田式 [味つけ調味料] の中華味を使うとこっくり、和風味を使うとあっさり味になります。
れんこんの代わりにごぼうでもできます。

材料（2人分）
れんこん（皮をむいて）…150g にんじん（皮をむいて）…50g
[味つけ調味料] 中華味 大さじ2 0.9g×2杯＝1.8g （2人分塩分量）
ごま油…大さじ1 砂糖…小さじ2 赤とうがらし（輪切り）…少々

作り方

1 れんこんは薄い半月切り、にんじんは太めのせん切りにする。

2 フライパンに油を熱し、れんこん、にんじんを入れて炒める。

3 れんこんに少し焼き色がついたら、[味つけ調味料]、砂糖、とうがらしを加え、中火で炒め合わせる。汁がほとんどなくなったら火を止める。

＊だし汁は、塩分無添加の顆粒だしを湯に溶かしたものを使用。

主菜
豆腐とチンゲン菜の卵とじ
副菜
れんこんとにんじんのきんぴら
主食
白飯茶碗⅔杯(120ｇ)
フルーツ
オレンジ2切れ(約60ｇ)

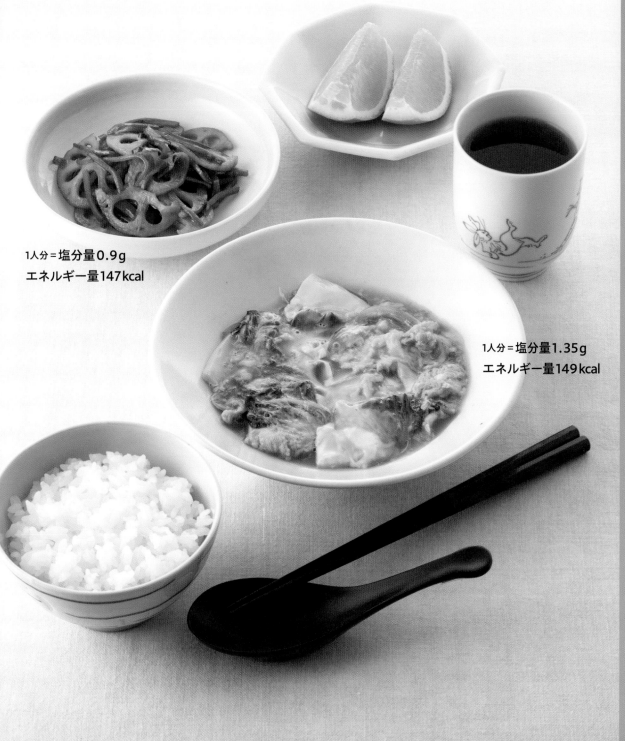

1人分＝塩分量0.9g
エネルギー量147kcal

1人分＝塩分量1.35g
エネルギー量149kcal

献立3日目 昼食

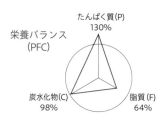

栄養バランス
(PFC)

たんぱく質(P)
130%

炭水化物(C)
98%

脂質(F)
64%

献立の1人分 =

塩分量2.25g
エネルギー量503kcal
たんぱく質量28.6g
野菜の量170g

ポークチャップ

豚肉は疲労回復ビタミンといわれるビタミンB$_1$が豊富です。
玉ねぎの香り成分アリシンはビタミンB$_1$の吸収を高めるので、相性のいい組み合わせです。

材料（2人分）
豚もも薄切り肉(しゃぶしゃぶ用)…200g 玉ねぎ…100g
[味つけ調味料] 洋風味 大さじ3 0.9g×3杯＝2.7g （2人分塩分量）
サラダ油…小さじ1 白ワイン…大さじ2 グリーンリーフ…40g

作り方

1 玉ねぎは薄切りにする。

2 フライパンに油を熱し、玉ねぎを中火で炒める。玉ねぎがしんなりしてきたら、豚肉を1枚ずつ広げながら加えて炒める。

3 肉の色がだいたい変わったら、[味つけ調味料]、白ワインを加え、汁を煮詰めながら、全体にからめる。汁が半量くらいになったら火を止める。

4 器にちぎったグリーンリーフを盛り、**3**を盛り、残った汁もかける。

ほうれん草としいたけのあえ物

野菜をたくさん食べる方法の一つがゆでること。
特に葉物野菜はゆでて絞るとかさがぐんと小さくなります。

材料（2人分）
ほうれん草(根元を落として)…180g 生しいたけ(軸を除いて)…20g
[味つけ調味料] 和風味 大さじ2 0.9g×2杯＝1.8g （2人分塩分量）

作り方

1 [味つけ調味料]は耐熱容器に入れ、ラップをしないで電子レンジ600Wで20〜30秒加熱してアルコール分を飛ばす。

2 しいたけは細切りにする。ほうれん草は3cm長さに切る。

3 鍋に湯を沸かし、**2**を一緒に入れて30〜40秒ほどゆで、ざるに上げ、水気をしっかり絞る。

4 ボウルに**3**、**1**を合わせてあえる。

主菜
ポークチャップ
副菜
ほうれん草としいたけのあえ物
主食
白飯茶碗⅔杯(120ｇ)
フルーツ
梨2切れ(約60g)

1人分＝塩分量0.9g
エネルギー量44kcal

1人分＝塩分量1.35g
エネルギー量231kcal

献立3日目 夕食

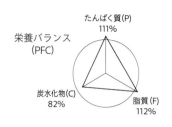

栄養バランス
(PFC)

たんぱく質(P)
111%

炭水化物(C)
82%

脂質(F)
112%

献立の1人分＝

塩分量1.8g
エネルギー量559kcal
たんぱく質量27.2g
野菜の量100g

さばのカレー風味焼き

さばをより食べやすくするため、カレー粉を使いました。
カレー粉はものによって食塩を含むものがあるので、ラベル表示を見て買うようにしましょう。

材料（2人分）
さば切り身…140g（半身） 長ねぎ…60g
[味つけ調味料] 中華味 大さじ2 0.9g× 2杯＝1.8g （2人分塩分量）
カレー粉…小さじ⅛ 小麦粉…小さじ2強 サラダ油…小さじ1 酢…大さじ1

作り方

1 さばはキッチンペーパーで水気をふき取り、約2cm幅に切る。長ねぎは3〜4cm長さに切る。

2 さばの両面に小麦粉をふる。

3 フライパンに油を熱し、**2**のさばを入れ、空いたところにねぎを入れて焼く。

4 焼き目がついたらひっくり返し、反対側にも焼き目がついたら、[味つけ調味料]、酢、カレー粉を加える。魚にときどき汁をかけながら、中火で汁を煮詰める。

5 汁がほぼなくなったら火を止める。

レバー、もやし、ピーマンの炒め物

レバーはたんぱく質、貧血予防に役立つ鉄やビタミンB₁₂、肌の健康を守るビタミンAなど栄養の宝庫。1週間に1〜2回食べることをおすすめします。

材料（2人分）
豚レバー…60g もやし…100g ピーマン（種を除いて）…40g
[味つけ調味料] 中華味 大さじ2 0.9g× 2杯＝1.8g （2人分塩分量）
サラダ油…小さじ1 しょうが（すりおろし）…小さじ1 にんにく（みじん切り）…小さじ1

作り方

1 レバーは流水でよく洗い、キッチンペーパーで水気をふき取る。ピーマンはせん切りにする。

2 フライパンに油を熱し、レバーを入れて炒める。レバーの色が変わったら、もやし、ピーマンを加えてさっと炒める。

3 [味つけ調味料]、しょうが、にんにくを加え、汁をからめながら中火で炒める。汁がほぼなくなったら火を止める。

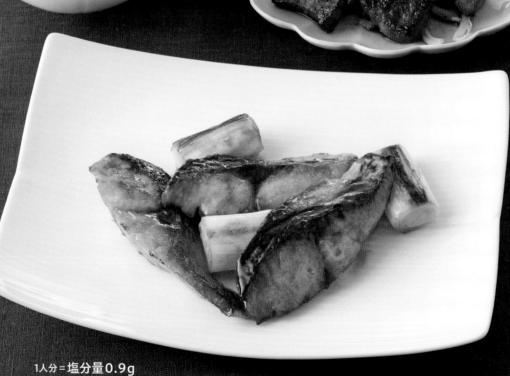

主菜
さばのカレー風味焼き
副菜
レバー、もやし、
ピーマンの炒め物
主食
白飯茶碗⅔杯(120g)
フルーツ
グレープフルーツ 2切れ(約60g)

1人分＝塩分量0.9g
エネルギー量94kcal

1人分＝塩分量0.9g
エネルギー量240kcal

豆腐としめじのステーキ

豆腐、きのこ類はともに水分が多い食材なので、フライパンに入れたら動かさず、
じっくり焼くのがコツ。水分が飛んだところに調味料を含ませます。

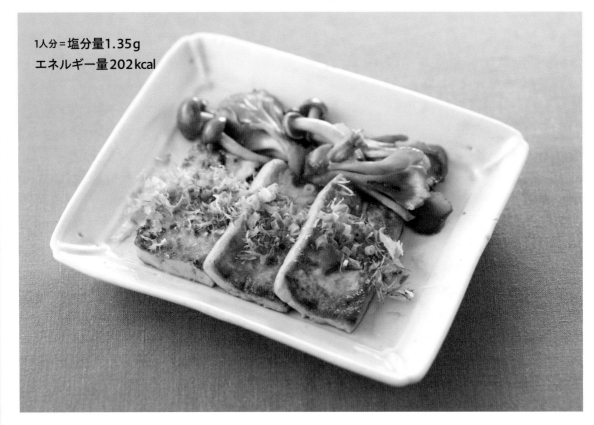

1人分＝塩分量1.35g
エネルギー量202kcal

材料（2人分）

木綿豆腐…200g
まいたけ…60g
しめじ（根元を落として）…40g

[味つけ調味料] 和風味

大さじ3
0.9g×3杯＝2.7g
（2人分塩分量）

小麦粉…10g
ごま油…小さじ2
砂糖…大さじ1弱
しょうがのおろし汁…小さじ1
削り節、万能ねぎ（小口切り）…各適量

作り方

1 木綿豆腐はキッチンペーパーで水気をふき、1〜2cm厚さに切る。まいたけ、しめじは小房に分ける。

2 1の豆腐の両面に小麦粉をまぶす。

3 フライパンに油を熱し、2の豆腐を並べ、空いているところにきのこ類を入れて、中火で少し時間をかけて焼く。

4 豆腐、きのこともに両面に焼き目がついたら、[味つけ調味料]、砂糖、しょうがのおろし汁を加え、全体にからめながら炒める。汁が⅓ほどになったら火を止める。

5 器に盛り、豆腐の上に削り節、万能ねぎをのせる。

[この料理に合う副菜]

小松菜ときのこのさっと煮
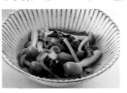
(p.18)

キャベツ、豆苗の炒め物
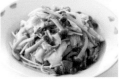
(p.63)

豆腐のチャンプルー

豆腐は重しなどで水きりする必要はありません。
その代わり、ほぐしながらよく炒めてしっかり水分を飛ばします。

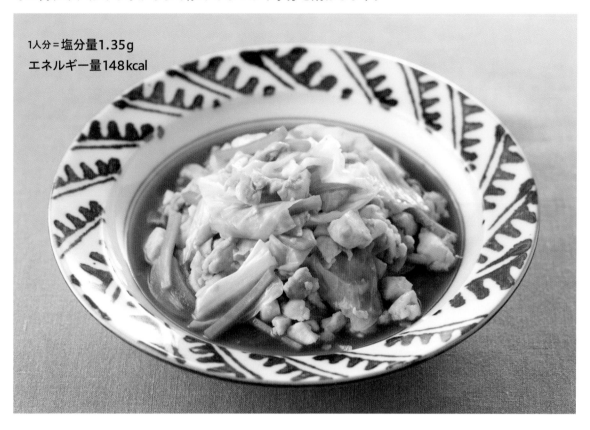

1人分＝塩分量1.35g
エネルギー量148kcal

材料（2人分）
木綿豆腐…90g 卵…1個（正味50g） キャベツ…100g にんじん（皮をむいて）…40g 玉ねぎ…20g
［味つけ調味料］中華味 大さじ3 0.9g×3杯＝2.7g （2人分塩分量）
ごま油…小さじ1 しょうがのおろし汁…小さじ1

作り方

1 豆腐はキッチンペーパーで水気をふく。キャベツはざく切り、にんじんは太めのせん切り、玉ねぎは薄切りにする。卵は溶きほぐす。

2 フライパンに油を熱し、豆腐を加え、ほぐしながら炒める。にんじん、玉ねぎ、キャベツの順に加え、野菜がしんなりするまでさらに炒める。

3 豆腐がポロポロになったら、卵を加え、炒め合わせる。

4 ［味つけ調味料］、しょうがのおろし汁を加え、全体にからめながら炒める。汁が半量くらいになったら火を止める。

［この料理に合う副菜］
レバー、もやし、ピーマンの炒め物

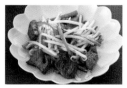

(p.52)

肉豆腐

豆腐は味がしみにくい素材です。
だしでしっかり煮てから味をつけ、煮汁を煮詰めることで味がしみます。

1人分＝塩分量1.8g
エネルギー量200kcal

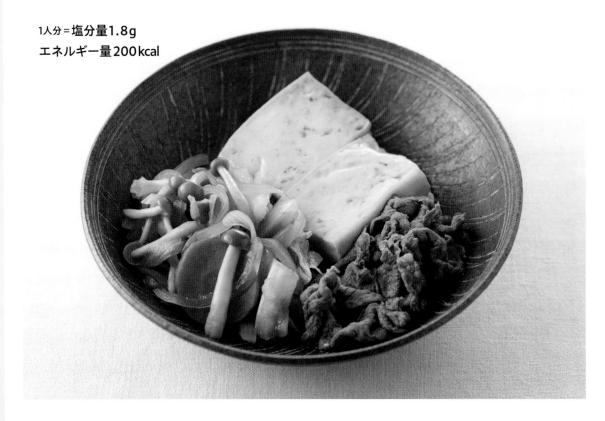

材料（2人分）

木綿豆腐…150g
牛薄切り肉（もも、ロース）…50g
しめじ（根元を落として）…100g
玉ねぎ…60g
にんじん（皮をむいて）…40g

［味つけ調味料］和風味

大さじ4
0.9g×4杯＝3.6g
（2人分塩分量）

だし汁＊…160㎖

作り方

1　豆腐はキッチンペーパーで水気をふき、2等分に切る。しめじはほぐし、玉ねぎは薄切り、にんじんは7～8㎜幅の輪切りにする。

2　鍋に豆腐、牛肉、しめじ、玉ねぎ、にんじん、だし汁を入れて中火にかける。煮立ったらあくを除き、ふたをして5分ほど煮る。

3　野菜がやわらかくなったら、［味つけ調味料］を加え、ふたをせずに煮汁が⅓以下になるまで煮る。

［この料理に合う副菜］

エリンギ、しいたけのステーキ　　白菜とにんじんのあえ物

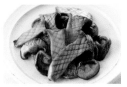 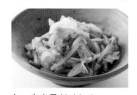

（p.60）半量だけとる　　　　　（p.67）半量だけとる

＊だし汁は、塩分無添加の顆粒だしを湯に溶かしたものを使用。

ふんわり卵とまいたけの炒め物

卵のコレステロールを気にする方も多いですが、1日2個なら食べてもOK。
積極的に取り入れましょう。

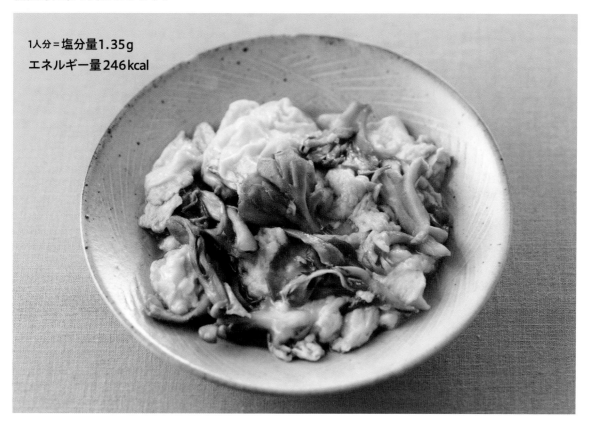

1人分＝塩分量1.35g
エネルギー量246kcal

材料（2人分）

卵…4個（正味200g）
まいたけ…100g

[味つけ調味料] 中華味

大さじ3
0.9g×3杯＝2.7g
（2人分塩分量）

ごま油…大さじ1

作り方

1 まいたけは小房に分ける。卵は割りほぐす。

2 フライパンに油を熱し、溶き卵を入れて、大きく混ぜて炒める。卵が半熟状態になったら、取り出す。

3 空いたフライパンにまいたけを入れて炒め、しんなりしたら、[味つけ調味料]を加えて炒め合わせる。**2**の卵を戻し入れ、炒め合わせる。

[この料理に合う副菜]

ほうれん草としいたけのあえ物　もやしと豆苗のあえ物

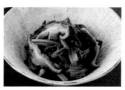

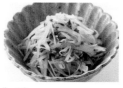

(p.50)　　　　　　　　　　(p.65)

トマトと卵の炒め物 和風味あん

卵はビタミンCと食物繊維以外の栄養をバランスよく含む食品。
トマトと組み合わせることで、栄養バランスがしっかりととのった一品に。

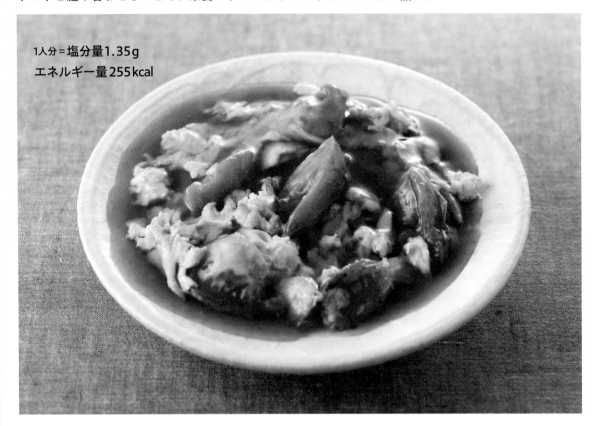

1人分＝塩分量1.35g
エネルギー量255kcal

材料（2人分）

卵…4個（正味200g）
トマト…100g

[味つけ調味料] 和風味

大さじ3
0.9g×3杯＝2.7g
（2人分塩分量）

サラダ油…大さじ1
だし汁＊…80㎖
水溶き片栗粉
（片栗粉小さじ½、水小さじ1を混ぜる）

作り方

1 トマトはくし形に切る。卵は割りほぐす。

2 フライパンに油を熱し、溶き卵を入れて、大きく混ぜて炒める。卵が半熟状態になったら、取り出す。

3 空いたフライパンにトマトを入れ、中火で2～3分炒める。トマトのまわりが崩れてきたら、**2**の卵を戻し入れ、炒め合わせる。器に盛る。

4 空いたフライパンをきれいにし、だし汁、[味つけ調味料]を入れて中火にかける。煮立ったら火を止め、水溶き片栗粉を加えてよく混ぜる。とろみがついたら**3**の上にかける。

[この料理に合う副菜]

白菜とチンゲン菜のゆず風味あえ　　白菜とにんじんのあえ物

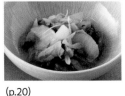

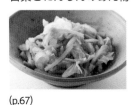

（p.20）　　　　　　　　　　　　　（p.67）

＊だし汁は、塩分無添加の顆粒だしを湯に溶かしたものを使用。

いり豆腐

作りおきにおすすめです。
食欲のないときは、白いごはんやおかゆにのせれば、これ一品でたんぱく質も野菜もとれます。

1人分＝塩分量1.8g
エネルギー量219kcal

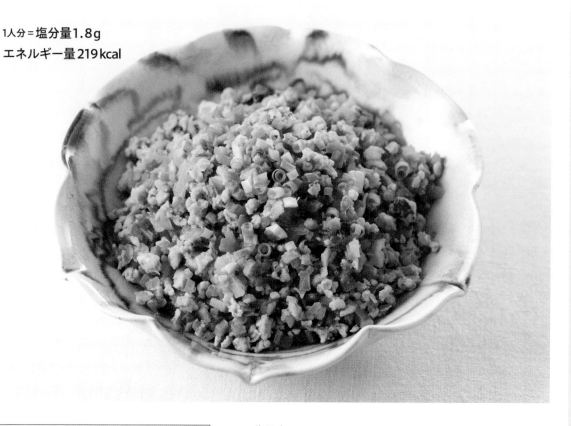

材料（2人分）
木綿豆腐…100g 卵…2個（正味100g） 玉ねぎ…120g にんじん（皮むいて）…80g
[味つけ調味料] 和風味 大さじ4 0.9g×4杯＝3.6g （2人分塩分量）
ごま油…小さじ1 万能ねぎ（小口切り）…少々

作り方

1　豆腐はキッチンペーパーで水気をふく。玉ねぎ、にんじんはみじん切りにする。卵は溶きほぐす。

2　フライパンに油を熱し、玉ねぎ、にんじんを中火で炒める。しんなりしたら豆腐を加え、よくほぐしながら炒める。

3　豆腐がポロポロになったら、[味つけ調味料]を加え、汁を煮詰めながら炒め合わせる。

4　汁がほとんどなくなったら、溶き卵を加え、全体にそぼろ状になるまでさらに炒める。仕上げに万能ねぎをふる。

[この料理に合う副菜]

なすとれんこんの炒め物

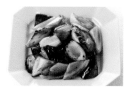

(p.61) 半量だけとる

たけのこと小松菜の炒め物

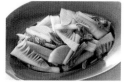

(p.61) 半量だけとる

前田式［味つけ調味料］で、減塩の副菜

エリンギ、しいたけのステーキ

エリンギは切り目を入れると味がぐんとしみやすくなります。
しいたけはできれば肉厚のものを選ぶと、ジューシーに仕上がります。

1人分＝塩分量0.9g
エネルギー量62kcal

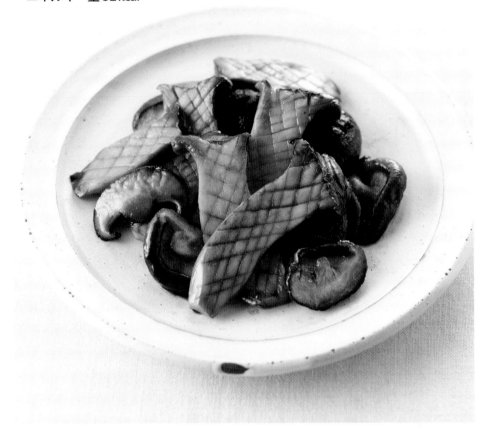

材料（2人分）
生しいたけ(軸を除いて)…100g エリンギ …100g
［味つけ調味料］和風味 大さじ2 0.9g×2杯＝1.8g （2人分塩分量）
サラダ油…小さじ1

作り方

1 しいたけは2等分のそぎ切り、エリンギは縦半分に切り、格子状に切り目を入れる。

2 フライパンに油を入れて中火にかけ、**1**を並べて、きのこがしんなりして焼き目がつくまで焼く。

3 ［味つけ調味料］を加え、全体に汁をからめながら、汁がほとんどなくなるまで煮詰める。

なすとれんこんの炒め物

しゃきしゃき歯ごたえのあるれんこん、
しっとりやわらかいなす。食感の異なるものの
組み合わせは、味を複雑に感じやすく、
減塩効果を引き立てます。

1人分＝塩分量0.9g
エネルギー量88kcal

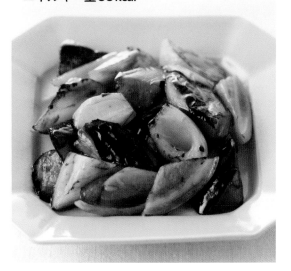

材料（2人分）
なす（へたを除いて）…100g れんこん（皮をむいて）…100g
[味つけ調味料] 和風味 大さじ2 0.9g×2杯＝1.8g （2人分塩分量）
サラダ油…小さじ1 しょうがのおろし汁…小さじ1

作り方

1　なす、れんこんは一口大の乱切りにする。

2　フライパンに油を入れて中火にかけ、なす、れんこんを入れて、焼き目がつくまで炒める。

3　しょうがのおろし汁、[味つけ調味料]を加え、汁気がほとんどなくなるまで炒め合わせる。

たけのこと小松菜の炒め物

水煮たけのこは面倒でも下ゆでしてから炒めると、
独特の苦み（あく）が抜け、
調味料もしみ込みやすくなります。

1人分＝塩分量0.9g
エネルギー量67kcal

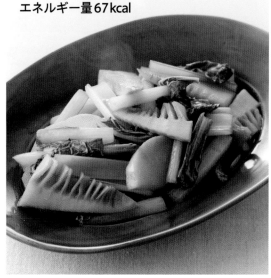

材料（2人分）
水煮たけのこ…80g 小松菜（根元を落として）…120g
[味つけ調味料] 和風味 大さじ2 0.9g×2杯＝1.8g （2人分塩分量）
サラダ油…小さじ1 にんにく（みじん切り）…小さじ1

作り方

1　たけのこは、穂先は放射状に、下のほうはいちょう切りにする。これを熱湯でさっとゆで、ざるに上げる。小松菜は4cm長さに切る。

2　フライパンに油を入れて中火にかけ、たけのこを入れて、焼き目がつくまで炒める。

3　にんにく、[味つけ調味料]を加え、1分ほど炒める。汁が少し煮詰まったら小松菜を加え、炒め合わせる。

ピリ辛きゅうりと鶏むね肉の炒め物

冷蔵庫にきゅうりが残ったら、ぜひ炒め物に。
しゃきしゃき感が失われない程度にさっと炒めるのがコツ。

1人分＝塩分量0.9g
エネルギー量90kcal

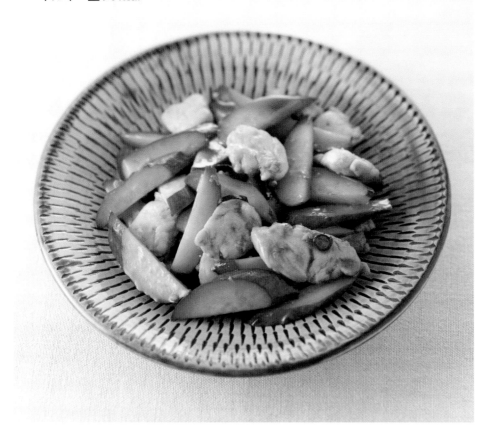

材料（2人分）
きゅうり…140g 鶏むね肉…60g
[味つけ調味料] 中華味 大さじ2 0.9g×2杯＝1.8g （2人分塩分量）
ごま油…小さじ1 にんにく(みじん切り)…小さじ1 しょうが(すりおろし)…小さじ1 赤とうがらし(輪切り)…少々

作り方

1 きゅうりは縦半分に切ってから斜め薄切りにする。鶏むね肉は小さめのそぎ切りにする。

2 フライパンに油を入れて中火にかけ、鶏むね肉を炒める。

3 鶏肉に8割ほど火が通ったら、[味つけ調味料]、にんにく、しょうが、とうがらしを加えて炒めながら、煮汁が半分になるまで煮詰める。

4 きゅうりを加え、30秒ほど炒め合わせ、火を止める。

ほうれん草とひき肉の炒め物

肌を乾燥から守るβ-カロテンが豊富な
ほうれん草、パプリカ。β-カロテンは
油といっしょにとることで吸収が高まるので、
炒め物はおすすめの食べ方。

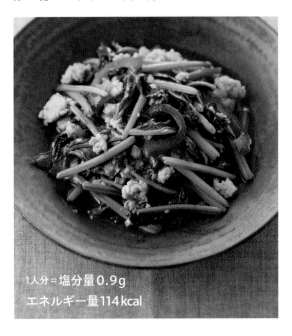

1人分＝塩分量0.9g
エネルギー量114kcal

材料（2人分）
ほうれん草(根元を落として)…120g 鶏ひき肉…60g 赤または黄パプリカ(種を除いて)…20g
[味つけ調味料] 和風味 大さじ2 0.9g×2杯＝1.8g （2人分塩分量）
ごま油…小さじ1

作り方

1　ほうれん草は4cm長さに切る。パプリカは太めの
せん切りにする。

2　フライパンに油を入れて中火にかけ、鶏ひき肉、
パプリカを入れて炒める。ひき肉がパラパラとしてき
たら、ほうれん草を加えてさらに1分ほど炒める。

3　[味つけ調味料]を加え、炒め合わせながら、煮汁
が半分になるまで煮詰める。

キャベツ、豆苗の炒め物

残り野菜を炒めて一品。にんにくなどで
香りを加えると、味がまとまります。
仕上げに削り節や青のりをふっても。

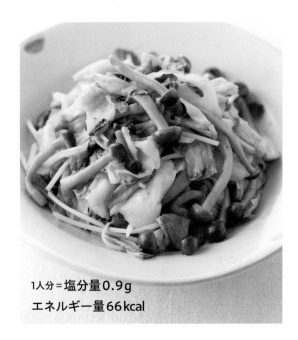

1人分＝塩分量0.9g
エネルギー量66kcal

材料（2人分）
キャベツ…120g しめじ(根元を落として)…60g 豆苗(根元を落として)…20g
[味つけ調味料] 和風または中華味 大さじ2 0.9g×2杯＝1.8g （2人分塩分量）
ごま油…小さじ1 にんにく(みじん切り)…小さじ1

作り方

1　キャベツはざく切り、しめじは小房にほぐす。豆
苗は3cm長さに切る。

2　フライパンに油を入れて中火にかけ、キャベツ、
しめじを入れて炒める。野菜がしんなりしたら、豆苗
を加えてさらに30秒ほど炒める。

3　[味つけ調味料]、にんにくを加え、炒め合わせな
がら、煮汁が半分になるまで煮詰める。

玉ねぎ、パプリカ、ささ身のあえ物

すべて電子レンジ加熱だけで作れるあえ物です。野菜はほかに、なす、かぼちゃ、ブロッコリーでもおいしいです。加熱時間は野菜100gで2分～2分30秒を目安にしてください。

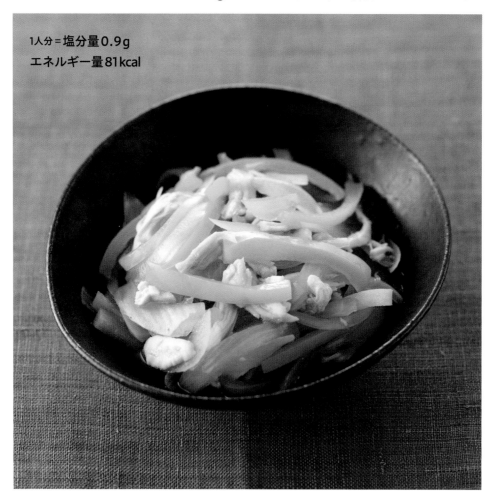

1人分＝塩分量0.9g
エネルギー量81kcal

材料（2人分）
玉ねぎ…100g 鶏ささ身…60g 黄または赤パプリカ（種を除いて）…40g
[味つけ調味料] 和風または中華味 　大さじ2 0.9g×2杯＝1.8g （2人分塩分量）
酒…少々

作り方

1　耐熱容器に[味つけ調味料]を入れ、ラップをしないで電子レンジ600Wで20～30秒加熱し、アルコール分を飛ばす。

2　鶏のささ身は耐熱皿に入れて酒をふり、ふわっとラップをかけ、電子レンジ600Wで50秒加熱する。粗熱が取れたら、細かく裂く。

3　玉ねぎ、パプリカは薄切りにし、いっしょに耐熱ボウルに入れ、ふんわりとラップをかけ、電子レンジ600Wで3分加熱する。

4　ボウルに2、3、1を入れて混ぜる。

もやしと豆苗のあえ物

野菜のビタミンCは加熱に弱く、
また水に溶け出す性質があるので、
野菜の歯ごたえが残る程度を基本にしましょう。

1人分＝塩分量0.9g
エネルギー量41kcal

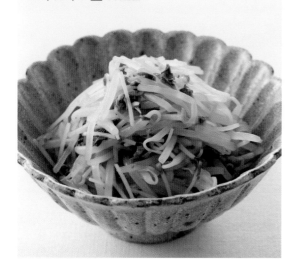

材料（2人分）
もやし…160g 豆苗（根元を落として）…40g
[味つけ調味料] 和風味 大さじ2 0.9g× 2杯＝1.8g （2人分塩分量）

作り方

1　耐熱容器に[味つけ調味料]を入れ、ラップをしないで電子レンジ600Wで20〜30秒加熱し、アルコール分を飛ばす。

2　豆苗は3〜4cm長さに切る。

3　鍋に湯を沸かしてもやしをゆで、ざるに上げ、粗熱が取れたら水気を絞る。同じ湯で、豆苗をゆで、同様に水気を絞る。

4　ボウルに**3**、**1**を入れて混ぜる。

えのきだけ、にら、納豆のあえ物

加熱した野菜に[味つけ調味料]を
混ぜるだけのあえ物です。[味つけ調味料]
和風・中華味はみりんを使っているため、
レンジ加熱で一度アルコール分を飛ばしましょう。

1人分＝塩分量0.9g
エネルギー量100kcal

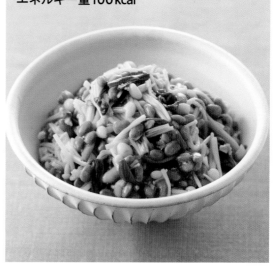

材料（2人分）
えのきだけ（根元を落として）…100g にら…40g 納豆…60g
[味つけ調味料] 和風味 大さじ2 0.9g× 2杯＝1.8g （2人分塩分量）

作り方

1　耐熱容器に[味つけ調味料]を入れ、ラップをしないで電子レンジ600Wで20〜30秒加熱し、アルコール分を飛ばす。

2　えのきだけ、にらは、2cm長さに切る。

3　鍋に湯を沸かしてえのきだけをゆで、ざるに上げ、粗熱が取れたら水気を絞る。同じ湯で、にらをゆで、同様に水気を絞る。

4　ボウルに**3**、納豆、**1**を入れて混ぜる。好みでしょうがのおろし汁小さじ1を混ぜても。

白菜、大豆、三つ葉のあえ物

大豆をプラスしてたんぱく質を強化。ゆで大豆は缶詰め、パウチなどありますが、
塩味がついているものもあるので、塩分無添加をラベルで確認しましょう。

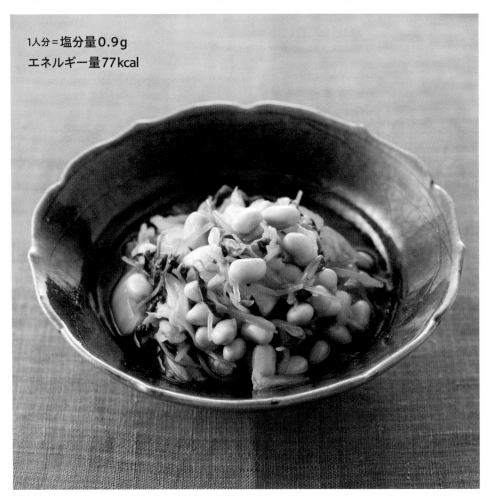

1人分＝塩分量0.9g
エネルギー量77kcal

材料（2人分）
白菜…120g
ゆで大豆…60g
三つ葉（根元を除いて）…20g

[味つけ調味料] 和風または中華味

大さじ2
0.9g× 2杯＝1.8g
（2人分塩分量）

作り方

1 耐熱容器に[味つけ調味料]を入れ、ラップをしないで電子レンジ600Wで20〜30秒加熱し、アルコール分を飛ばす。

2 白菜は繊維を断つように2cm長さに切る。三つ葉は4cm長さに切る。

3 鍋に湯を沸かして白菜をゆで、ざるに上げ、粗熱が取れたら水気を絞る。同じ湯で、三つ葉をゆで、同様に水気を絞る。

4 ボウルに**3**、ゆで大豆、**1**を入れて混ぜる。

白菜とにんじんのあえ物

冷蔵庫に残りやすい白菜で。すぐに食べるとあえ物、
一晩おくと浅漬け風になります。
一味とうがらし、ごまをふってもおいしいです。

1人分＝塩分量0.9g
エネルギー量40kcal

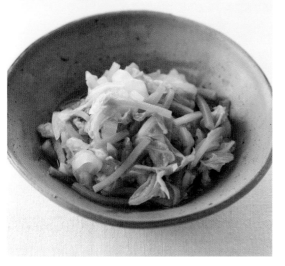

材料（2人分）
白菜…160g にんじん（皮をむいて）…40g
[味つけ調味料] 和風または中華味 大さじ2 0.9g×2杯＝1.8g （2人分塩分量）

作り方

1　耐熱容器に[味つけ調味料]を入れ、ラップをしないで電子レンジ600Wで20〜30秒加熱し、アルコール分を飛ばす。

2　白菜は繊維を断つように2cm長さに切る。にんじんは4cm長さのせん切りにする。

3　鍋に湯を沸かして白菜をゆで、ざるに上げ、粗熱が取れたら水気を絞る。同じ湯で、にんじんをゆで、同様に水気を絞る。

4　ボウルに**3**、**1**を入れて混ぜる。

きゅうりの中華風浅漬け

漬物を食べたいときはこれがおすすめ。
ポリ袋で一晩漬けるので、
しっかり味がしみ込みます。

1人分＝塩分量0.9g
エネルギー量56kcal

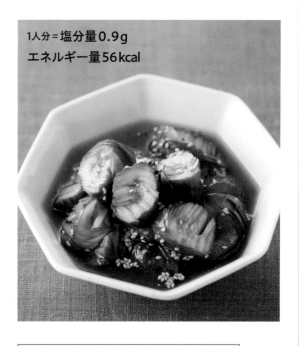

材料（2人分）
きゅうり…200g
[味つけ調味料] 中華味 大さじ2 0.9g×2杯＝1.8g （2人分塩分量）
米酢…小さじ2 砂糖…小さじ1 白いりごま…小さじ½ ラー油…1g（2〜3ふり）

作り方

1　耐熱容器に[味つけ調味料]を入れ、ラップをしないで電子レンジ600Wで20〜30秒加熱し、アルコール分を飛ばす。

2　**1**に酢、砂糖を入れてよく混ぜ、砂糖を溶かす。

3　きゅうりは細かく切り目を入れ、3cm長さに切る。

4　ポリ袋に**3**、**2**、ごま、ラー油を入れ、袋ごともみ混ぜ、空気を抜くようにして口を縛る。冷蔵庫に入れて一晩おく。

大根、鶏ひき肉のとろみ煮

煮汁にとろみがついているので、減塩料理とは思えないほど味をしっかり感じられます。
ごはんにかけて食べてもおいしいです。

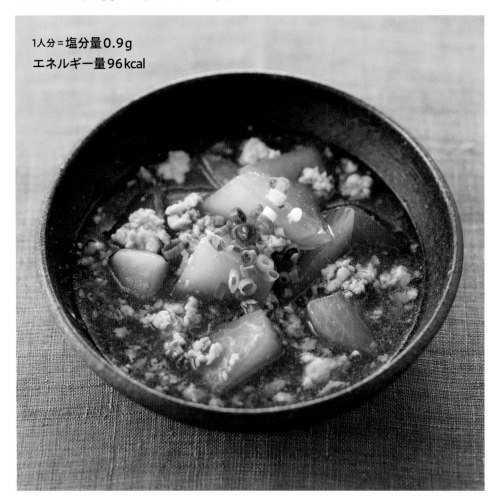

1人分＝塩分量0.9g
エネルギー量96kcal

材料（2人分）
大根（皮を厚めにむいて）…140g 鶏ひき肉…60g
[味つけ調味料] 中華味 大さじ2 0.9g×2杯＝1.8g （2人分塩分量）
だし汁＊…80〜100ml しょうがのおろし汁…小さじ1 水溶き片栗粉 （片栗粉小さじ1、水大さじ1を混ぜる）

作り方

1　大根は一口大の乱切りにし、鍋に入れ、かぶる程度の水を加えて中火にかける。10分ほどゆで、ざるに上げる。

2　空いた鍋に、1の大根、ひき肉、だし汁を入れて中火にかけ、あくを除きながら3分ほど煮る。

3　大根がやわらかくなったら、[味つけ調味料]、しょうがのおろし汁を加え、クッキングシートなどで落としぶたをして5〜10分、大根が味を含むまで煮る。

4　火を止め、水溶き片栗粉を加えて全体を一度混ぜる。再び火にかけて混ぜ、とろみがついたら火を止める。器に盛り、好みで万能ねぎの小口切りをふる。

＊だし汁は、塩分無添加の顆粒だしを湯に溶かしたものを使用。

里芋と厚揚げの煮物

里芋は表面のぬめりで味がしみ込みにくいので、
下ゆでしてから煮ています。
いっしょに煮るのは、厚揚げは OK ですが、
さつま揚げは塩分が高いので NG です。

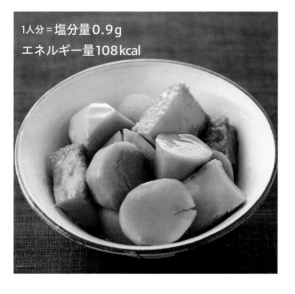

1人分＝塩分量0.9g
エネルギー量108kcal

材料（2人分）
里芋（皮を厚めにむいて）…140g 厚揚げ…60g

[味つけ調味料] 中華味
大さじ2
0.9g× 2杯＝1.8g
（2人分塩分量）

だし汁＊…80〜100㎖

作り方

1 里芋は一口大に切り、鍋に入れ、かぶる程度の水を加えて中火にかける。5分ほどゆで、ざるに上げる。

2 空いた鍋に、1の里芋、だし汁を入れて中火にかけ、5分ほど煮る。途中で汁が足りない場合は足す。

3 里芋がやわらかくなったら、[味つけ調味料]、一口大に切った厚揚げを加え、クッキングシートなどで落としぶたをし、煮汁がほとんどなくなるまで煮る。

かぼちゃの煮物

落としぶた代わりに厚手のキッチンペーパーを
かぶせて煮ます。
煮汁がキッチンペーパーをつたって上からも
かぼちゃにしみるので、味むらなく仕上がります。

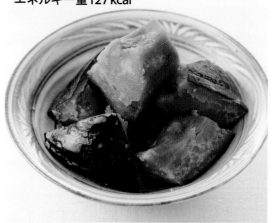

1人分＝塩分量0.9g
エネルギー量127kcal

材料（2人分）
かぼちゃ（種を除いて）…200g

[味つけ調味料] 和風味
大さじ2
0.9g× 2杯＝1.8g
（2人分塩分量）

だし汁＊…80〜100㎖
砂糖…小さじ2

作り方

1 かぼちゃは3〜4㎝角ほどに切る。

2 鍋に1のかぼちゃを皮を下にして並べ、だし汁、[味つけ調味料]、砂糖を加え、かぼちゃがかぶるまで水を加える。

3 厚手のキッチンペーパーを2にかぶせ（汁に浸るように）、さらにふたをして中火にかけ、煮立ったら10分ほど煮る。

4 かぼちゃがやわらかくなったら、ふたとキッチンペーパーを外し（キッチンペーパーは含んだ汁を鍋中に絞ってから除く）、汁がほとんどなくなるまで煮詰める。

＊だし汁は、塩分無添加の顆粒だしを湯に溶かしたものを使用。

献立にもう1品追加したいときに
無塩で食べる野菜料理

献立の量が少ない場合、[味つけ調味料]の主菜や副菜の量を増やすと、塩分オーバーになってしまいます。
そのため、ここでは、[味つけ調味料]は使わず、無塩の野菜料理をご紹介します。無塩で食べる場合、
素材の味や食感がダイレクトに感じられるほうがおいしいので、生野菜がおすすめです。
そのため、サラダを中心に、ドレッシングや無塩での野菜のおいしい食べ方をご紹介します。

1人分＝塩分量0g
エネルギー量143kcal

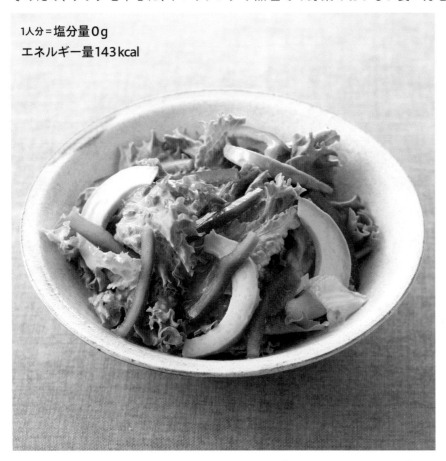

リーフレタス、アボカド、パプリカのサラダ
＆無塩柑橘ドレッシング

和風のさっぱりタイプのドレッシングです。
おすすめ素材は、レタス、アボカドのほか、きゅうり、みょうがのせん切りなども合います。

材料(1人分)
リーフレタス…40g
アボカド(果肉のみ)…40g
赤または黄パプリカ(種を除いて)…20g
[無塩柑橘ドレッシング]
かぼすまたは
　ゆずの果汁…大さじ½
はちみつ…大さじ½
オリーブ油…大さじ¼

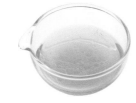

作り方
1　リーフレタスは食べやすい大きさにちぎる。アボカドは薄切りにする。パプリカは太めのせん切りにする。
2　ドレッシングの材料を混ぜる。
3　器に1の野菜を盛り、2をかける。

レタス、きゅうり、アスパラ、ミニトマトのサラダ &無塩バルサミコドレッシング

イタリアの調味料バルサミコは、甘さと酸味があるので、塩なしで満足感が得られ、減塩におすすめの調味料。どんな野菜にも合います。

1人分=塩分量0g
エネルギー量118kcal

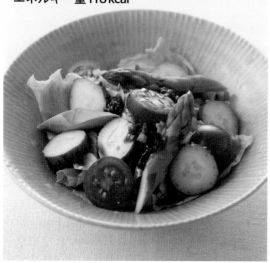

材料（1人分）
レタス…40g
きゅうり…20g
ミニトマト（へたを除いて）…20g
アスパラガス…20g
［無塩バルサミコドレッシング］
バルサミコ酢…大さじ½
りんご（すりおろし）…大さじ½
はちみつ…大さじ½
オリーブ油…大さじ½

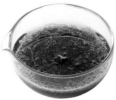

作り方
1　レタスは食べやすい大きさにちぎる。きゅうりは小口切りにする。ミニトマトは半分に切る。
2　アスパラガスは根元のかたい部分をピーラーでむき、食べやすい大きさの斜めに切り、熱湯（塩は入れない）で2分ほどゆで、ざるに上げる。
3　ドレッシングの材料を混ぜる。
4　器に1と2の野菜を盛り、3をかける。

春菊、りんご、にんじんのサラダ &無塩ごまドレッシング

練りごまを使ったドレッシングで、コクがあるので、おひたしなどのゆで野菜、春菊などのくせのある葉野菜、かぶやにんじんなど根菜に合います。

1人分=塩分量0g
エネルギー量130kcal

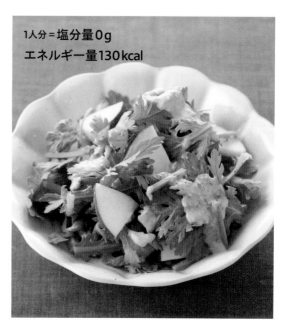

材料（1人分）
春菊…40g
りんご（芯部分を除いて）…40g
にんじん（皮をむいて）…20g
［無塩ごまドレッシング］
白練りごま…大さじ½
白いりごま…大さじ½
はちみつ…大さじ1
酢…大さじ¼
だし汁*または水…大さじ¼

作り方
1　春菊は葉を摘み、茎は食べやすい大きさの斜めに切る。りんごはいちょう切りにする。にんじんはせん切りにする。
2　ドレッシングの材料を混ぜる。
3　器に1の野菜とりんごを盛り、2をかける。

＊だし汁は、塩分無添加の顆粒だしを湯に溶かしたものを使用。

トマト＆オリーブ油

1人分＝塩分量0g
エネルギー量65kcal

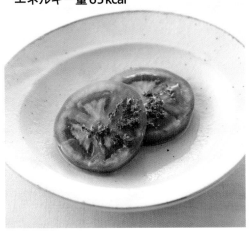

生野菜に、オイルをかけるだけの食べ方です。
油はオリーブ油、ごま油、アマニ油など香りや苦みなど
少しくせがあるものがおすすめ。油は塩分ゼロですが
カロリーは高いので、1食小さじ1～2を目安に。

材料（1人分）
トマト…好みの量（写真は約50g）
オリーブ油…大さじ½
パセリ（みじん切り）…少々
作り方
トマトは食べやすい形に切って（写真は輪切り）器に盛り、オリーブ油をかけ、あればパセリをふる。

野菜スティック＆マヨネーズ

1人分＝塩分量0.2g
エネルギー量84kcal

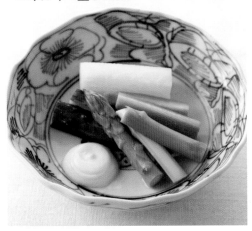

マヨネーズは、意外にも塩分が低い調味料です。
少量でも満足感が得られます。使用量は1食小さじ2を
目安に。低カロリーマヨネーズは普通のマヨネーズに
比べ、塩分が高いので注意してください。

材料（1人分）
大根、にんじん、きゅうり、ゆでたアスパラガスなど
　　…好みの量（写真は全量で約70g）
マヨネーズ…小さじ2
作り方
野菜は食べやすい棒状に切って器に盛り、マヨネーズをつけながら食べる。

焼き玉ねぎ＆バルサミコ

1人分＝塩分量0g
エネルギー量46kcal

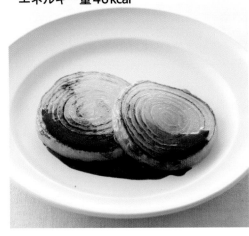

バルサミコ酢はぶどう果汁を発酵させたイタリアの酢。
塩分はゼロです。甘酸っぱい味ですが、
色はしょうゆに似ているので、
しょうゆ代わりにかけてはいかがでしょう。

材料（1人分）
玉ねぎ…好みの量（写真は約50g）
サラダ油…小さじ½
バルサミコ酢…小さじ1～2
作り方
1　玉ねぎは食べやすい大きさに切る（写真は輪切り）。
2　油を熱したフライパンで3～5分焼く、またはふたをして蒸し焼きにする。
3　野菜がやわらかくなって焦げ目がついたら、器に盛り、軽く煮詰めたバルサミコ酢をかける。

深掘り 前田式減塩プログラム
50代からの健康管理は減塩が要(かなめ)です

塩分のとりすぎは、さまざまな生活習慣病の原因になりますが、
よく知られているのは「高血圧」です。
私たちが塩分（ナトリウム）の多い食事をすると、
血液の塩分濃度を下げようと脳は指示を出し、
水分をとることで、血液中の濃度を正常に戻します。
一方、血液の量は増えるため、血管に圧力がかかります。
これが高血圧です。
血管に常に圧力がかかると、血管は厚く、かたくなります。
これが動脈硬化です。
動脈硬化は脳卒中、心筋梗塞、腎障害など
さまざまな病気の原因になるため、
その元の元である、塩分のとり方に気をつかう必要があるのです。

加齢とともに舌の感覚が衰えます。
減塩でアンチエイジング。いつまでもおいしく食べましょう

加齢とともに、筋力や聴力が衰えるように、舌の味覚細胞も老化してきます。
そのため、味を感じにくくなる方も多く、
味つけが濃くなる、食事がおいしくないなど、
味覚に不安を感じる高齢者は意外に多いのです。

減塩は、高血圧を予防するための
食事による健康管理の目的が大きいですが、
味覚のトレーニングという役割も担っています。
毎日の食事を減塩することで、
味覚や舌の感覚が鈍ることなく、いつまでも食に興味を失わず、
おいしく食べて、若さを保つことに大いに役立ちます。

減塩で注意したい食材

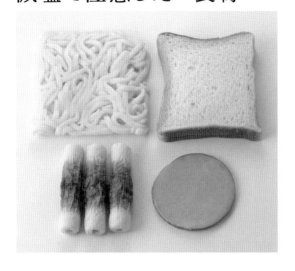

☐ みそ汁やスープなどの汁物
☐ 漬物や梅干し
☐ ちくわやかまぼこなどの練り製品
☐ あじやさば、塩鮭などの塩蔵品
☐ ハムやソーセージ
☐ うどんやラーメンなどのめん類
☐ せんべいやポテトチップスなどのスナック菓子
☐ パン

見落としがちなのがパンやうどん。製造の段階で塩が必要なため、意外に塩分を多く含みます。6枚切り食パン1枚で塩分0.7gなので、朝はパン食の方は1枚が適量です。うどんは1玉で塩分0.8g。うどんはつゆも塩分が高いので、減塩には避けたほうが無難です。

減塩におすすめの食材

☐ にんにく
調理に加えて香りをつけ、塩分を補います。にんにくは強い香り成分・アリシンと、うまみ成分・グルタミン酸を含みます。

☐ しょうが
調理に加えて香りをつけ、塩分を補います。しょうがは強い香り成分と、辛み成分・ジンゲロールを含みます。体を温める効果もあります。

☐ レモン、ゆず
酸味と爽やかな香りで、塩分を補います。また、無塩ドレッシングを作る際にも使えるので、常備したい食品。かぼす、ライムなどもおすすめ。

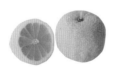

☐ 玉ねぎ
香り成分・アリシンや、うまみ成分・グルタミン酸を多く含む食材。加熱調理でうまみが増すので、炒め物、煮物などに加えるといいです。

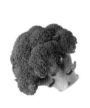

☐ にんじん
体の中でビタミンAに変わるβ-カロテンが豊富で、栄養価が高い野菜。うまみ成分・グルタミン酸も豊富なので、生でそのまま食べてもおいしい。

☐ ブロッコリー
ビタミンC、β-カロテン、鉄、食物繊維などを多く含む、栄養価が高い野菜。ゆでて、何もつけずに食べてもおいしいです。

☐ レタス類
生野菜はカリウムが豊富。カリウムは塩分を排出する作用があります。レタス類は生で食べられて手軽です。緑色の濃いサニーレタスやグリーンリーフのほうが栄養価が高いです。

☐ きゅうり
カリウムが豊富で、生で無塩で食べておいしいのが利点です。

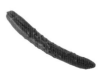

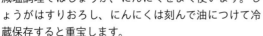

減塩調理ではしょうが、にんにくをよく使います。しょうがはすりおろし、にんにくは刻んで油につけて冷蔵保存すると重宝します。

□トマト

うまみ成分・グルタミン酸が豊富なので、生で無塩で食べておいしい野菜です。トマトの赤色・リコピンには強い抗酸化作用があり、動脈硬化予防や血液サラサラ効果が期待できます。

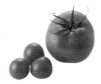

□アボカド

塩分を排出するカリウムが多いほか、ビタミンEを豊富に含みます。ビタミンEは抗酸化力が高く、血管や肌の老化原因といわれる活性酸素の働きを抑え、老化予防に役立ちます。

□キウイフルーツ

無塩で手軽に食べられ、ビタミンC補給源として優秀。ほかに、オレンジ、みかんなど柑橘類もおすすめ。

□りんご

無塩で手軽に食べられ、食感、食べごたえがあるため、満足感が高いフルーツです。ビタミンCのほか、食物繊維も豊富。

□バナナ

値段が手ごろ、無塩で手軽に食べられる食品です。塩分を排出するカリウムが豊富、食物繊維も多く含みます。

□ヨーグルト

無塩で食べられ、簡単にたんぱく質がとれる食品。朝食、おやつにおすすめです。

□削り節

意外にも塩分ほぼゼロの食品です。塩分は含まず、たんぱく質、うまみ成分、香り成分などを豊富に含む優秀食品。トッピングとして利用すると、塩分を補えます。

市販のめんつゆで前田式［味つけ調味料］を作る

前田式［味つけ調味料］は100㎖中に塩分が約6g含まれています。
市販のめんつゆも塩分が6gになるよう、酒などで薄めて使えばいいのです。
市販のめんつゆのパッケージにある成分表の「食塩相当量」を見てください。

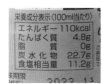

前田式［味つけ調味料］の塩分量
↓
（6g÷市販のめんつゆの塩分量）×100＝めんつゆの量(㎖)

市販のめんつゆ100㎖中の塩分量11.2gを当てはめます。

（6÷11.2）× 100 ＝53.57　　小数点以下は四捨五入 → 約54㎖

↓

市販のめんつゆ（54㎖）＋ 酒（46㎖）＝100㎖

これで前田式［味つけ調味料］と同じ塩分量に

54㎖は計量カップではかりにくいので、重さに換算して
キッチンスケールではかるとより正確です。
その場合は、めんつゆの比重1.1を掛け算します。

　54㎖×1.1（めんつゆ比重）＝ 約59g

計量カップに59gのめんつゆを入れ、100㎖になるまで酒を注げばOKです。
水で薄めてもいいですが、日もちのする酒がおすすめです。

汁物は1杯100㎖、1日1回まで

栄養士による減塩指導の場合、汁物は推奨しません。
理由は、汁物1杯(150〜200㎖)をとるだけで、1.5g前後の塩分になるからです。
それでも、普段の食習慣から汁物も食べたい方は、
1杯100㎖、1日1回までにしましょう。

前田式［味つけ調味料］で、汁物の作り方

だし汁100㎖に対して　→　［味つけ調味料］大さじ1＝塩分約0.9g

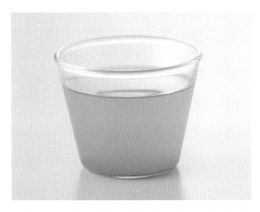 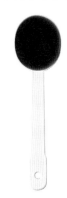

汁物は、液体(だし汁など)に味つけし、汁を飲んで楽しむ料理のため、主材料は液体そのものになります。
＊野菜などの具材は、［味つけ調味料］の計算には含まれません。
★食塩不使用か食塩無添加のだしを使います。
市販品の顆粒や粉末、だしパックなどを使う場合は、必ず、食塩不使用または食塩無添加と明記されたものを
使ってください。無添加と書かれていても、それは保存料のことであって、食塩を指していないことがあります。

この本で使用しているのは理研ビタミンの「素材力本かつおだし」。
スティック1本(5g)を500㎖の水に溶かして使います。

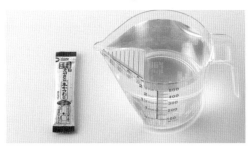 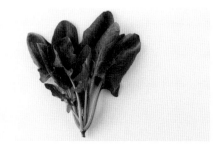

★使う具材の種類、量は好みで
具材はお好みでいいですが、ビタミンが豊富な緑黄色野菜にすると栄養価が高くなります。
特にほうれん草や小松菜などの葉野菜は、加熱でかさが減るため、野菜を多く食べることができます。
また具の量が多すぎると、煮びたしのようになるので、汁100㎖に対して具材50g以内にするといいでしょう。

ほうれん草1株で、30〜50ｇ。1杯の汁にほうれん草1株と覚えましょう。

1人分=塩分量0.9g
エネルギー量34kcal

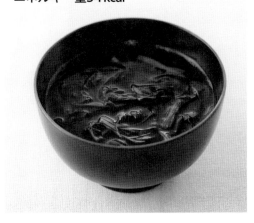

ほうれん草のお吸い物

ほかに菜の花で作っても。
仕上げに削り節をかけると、コクがぐんと増します。

材料（1人分）
だし汁…100㎖
[味つけ調味料]和風味…大さじ1
ほうれん草…50ｇ程度
作り方
1　ほうれん草は熱湯でさっとゆで、流水にとって冷やし、水気を絞り、3㎝長さに切る。
2　鍋にだし汁、[味つけ調味料]を入れて火にかけ、煮立ったら1を入れ、中火でさっと煮、温まったら器に盛る。

1人分=塩分量0.9g
エネルギー量42kcal

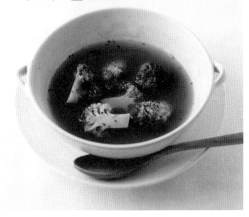

ブロッコリーのスープ

洋風ですが、だし汁は和風でOK。
コンソメは使用しないでください。

材料（1人分）
だし汁…100㎖
「味つけ調味料」洋風味…大さじ1
ブロッコリー…50ｇ程度
作り方
1　ブロッコリーは小房に分け、ラップに包んで電子レンジで1分30秒加熱するか、熱湯でさっとゆでてざるに上げる。
2　鍋にだし汁、「味つけ調味料」を入れて火にかけ、煮立ったら1を入れ、中火でさっと煮、温まったら器に盛る。仕上げに好みで黒こしょうをふる。

1人分=塩分量0.9g
エネルギー量27kcal

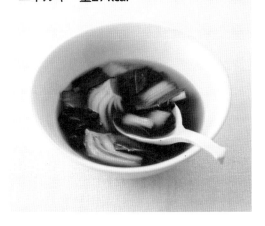

チンゲン菜の中華スープ

中華風ですが、だし汁は和風でOK。
鶏ガラスープのもとは使用しないでください。

材料（1人分）
だし汁…100㎖
[味つけ調味料]中華味…大さじ1
チンゲン菜…50ｇ程度
作り方
1　チンゲン菜は3㎝長さに切る。
2　鍋にだし汁、「味つけ調味料」を入れて火にかけ、煮立ったらチンゲン菜の茎を入れ、30秒ほど煮る。葉の部分も加え、さっと煮て器に盛る。

＊仕上げに好みでラー油やごま油1〜2滴をふってもおいしい。

減塩&栄養がしっかりとれる50代からの体を守る
「パーフェクト献立」

主菜と副菜の組み合わせ方

主菜A ＋ 副菜F

主菜BまたはD ＋ 副菜E

主菜C ＋ 副菜E

＊左記の組み合わせで選び、3食分の献立にすると、
1日にたんぱく質食材約300g、野菜約400gがとれるようになっています。

＊番外編として、鍋、肉豆腐、いり豆腐がありますが、
副菜Fと組み合わせてください。

＊汁物を組み合わせる場合は、p.76-77を参照して作り、
副菜Fと同様の組み合わせ方をしてください。

献立のエネルギー量　　1人分・平均・約1,800kcal

献立の塩分量　　　　　1人分・平均・6.3g（調味料の塩分を指します）

＊塩分量は、調味料から摂取する塩分です。肉・魚・卵などに微量に含まれる塩分は含んでいません。

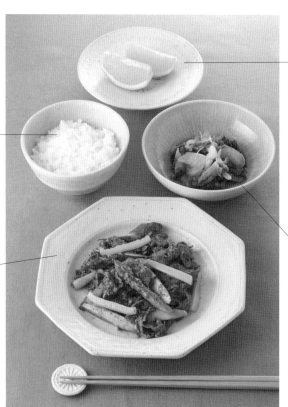

フルーツ

デザートとしてフルーツを毎食つけています。フルーツはビタミンの補給源になります。1食60g、1日180～200gが適量です。食後でなく、おやつに食べても。

主食

ごはんをおすすめします。白米、玄米、雑穀米などの種類は問いません。ただし、炊き込みごはんはNG。ふりかけもNGです。どうしても何かふって食べたい場合は、削り節やすりごまがいいでしょう。

副菜

E～Gパターン

（右ページ参照）

1食で野菜が70～100gとれる、炒め物、あえ物、サラダなどの一品料理です。この本では3種類の副菜パターンを用意しています。

主菜

A～Dパターン

（右ページ参照）

1食でたんぱく質食材が70～100gとれます。たんぱく質は肉、魚介、大豆製品、卵を使い、野菜を組み合わせます。この本では4種類の主菜パターンを用意しています。

★そのほか、朝食やおやつ、間食にヨーグルト200gを食べましょう。

★献立の量が少ない、もっと食べたいという場合は、無塩で食べられる野菜料理をご紹介していますので、活用してください。

★食事中の水分補給は、お茶か水が基本です。汁物は塩分をとりすぎる傾向があるため、量は100mℓで、1日1回までとします。

たんぱく質と野菜がしっかりとれる 主菜と副菜の献立表

Aパターン

- 玉ねぎたっぷりしょうが焼き　10
- 手羽と大根の中華味煮込み　14
- 厚揚げのしょうが焼き　18
- 牛肉とアスパラの中華味炒め　20
- 鶏のから揚げ南蛮漬け　24
- 照り焼きチキン　28
- 牛肉、長ねぎ、セロリの炒め物　30
- ほうれん草オムレツ　34
- ガパオ風ごはん　36
- 豆腐とチンゲン菜の卵とじ　48
- ポークチャップ　50
- 豆腐としめじのステーキ　54
- ふんわり卵とまいたけの炒め物　57
- トマトと卵の炒め物 和風味あん　58

たんぱく質70g＋野菜80gの主菜

Bパターン

- 鶏肉、カシューナッツ、ピーマンの炒め物　26
- 鶏肉、揚げ野菜の甘酢あん　27
- 鶏と大根、にんじんの煮物　29
- 肉じゃが　31
- 豚肉と白菜、にんじんのとろみ炒め　32
- 豆腐のチャンプルー　55

たんぱく質70g＋野菜30gの主菜

Cパターン

- 鮭の幽庵焼き　12
- あじの洋風味ソテー　22
- ぶりの照り焼き　38
- 鮭とキャベツのオイスターバター焼き　40
- 鮭の焼き南蛮漬け　41
- たらと三つ葉のあっさり煮　43
- あじとれんこんの照り焼き みょうが添え　44
- 揚げさばのヤンニョム風　45
- いわしのかば焼き　46
- さばのカレー風味焼き　52

たんぱく質70g＋野菜80gの主菜

Dパターン

- いかとブロッコリーの中華味炒め　42
- えびと白菜のとろみ炒め　47

番外編

- 豚肉と野菜の鍋　33
- 肉豆腐　56
- いり豆腐　59

野菜100gの副菜

Fパターン

- 小松菜ときのこのさっと煮　18
- 白菜とチンゲン菜のゆず風味あえ　20
- れんこんとにんじんのきんぴら　48
- ほうれん草としいたけのあえ物　50
- エリンギ、しいたけのステーキ　60
- なすとれんこんの炒め物　61
- たけのこと小松菜の炒め物　61
- キャベツ、豆苗の炒め物　63
- もやしと豆苗のあえ物　65
- 白菜とにんじんのあえ物　67
- きゅうりの中華風浅漬け　67
- かぼちゃの煮物　69

野菜70g＋たんぱく質30gの副菜

Eパターン

- 生野菜と大豆のサラダ　22
- 厚揚げ、チンゲン菜、レタスの煮びたし　38
- レバー、もやし、ピーマンの炒め物　52
- ピリ辛きゅうりと鶏むね肉の炒め物　62
- ほうれん草とひき肉の炒め物　63
- 玉ねぎ、パプリカ、ささ身のあえ物　64
- えのきだけ、にら、納豆のあえ物　65
- 白菜、大豆、三つ葉のあえ物　66
- 大根、鶏ひき肉のとろみ煮　68
- 里芋と厚揚げの煮物　69

野菜の無塩の副菜

Gパターン

- マッシュかぼちゃサラダ　34
- しめじのバルサミコ炒め　34
- リーフレタス、アボカド、パプリカのサラダ
　＆無塩柑橘ドレッシング　70
- レタス、きゅうり、アスパラ、ミニトマトのサラダ
　＆無塩バルサミコドレッシング　71
- 春菊、りんご、にんじんのサラダ
　＆無塩ごまドレッシング　71
- トマト＆オリーブ油　72
- 野菜スティック＆マヨネーズ　72
- 焼き玉ねぎ＆バルサミコ　72

主菜A＋副菜F、主菜BまたはD＋副菜E＝たんぱく質100g＋野菜150g／主菜C＋副菜E＝たんぱく質100g＋野菜100g

前田量子　まえだ・りょうこ
管理栄養士・料理家。
実家は東京都内の寺院。幼少から、
料理上手な祖母や母とともに、法事
などの調理の手伝いをし、料理の楽
しさを教わる。また、科学と数学が
好きで、東京理科大学数学科に進む。
卒業後も、料理家への夢が大きく膨
らみ、栄養士養成校で栄養士資格を
取得。病院、保育園勤務を経て、管
理栄養士免許を取得。カフェ経営を
経て、調理科学に基づいた料理の教
室を始める。自治体、学校関係など
で、調理学実習指導ほか、栄養指導
のためのレシピ開発を行う。テレビ
出演、書籍出版など、調理科学から
栄養・健康分野のフィールドで幅広く
活躍。書籍に『ロジカル調理』『ロジ
カル和食』『ロジカル洋食』『ロジカル
電子レンジ調理』(主婦の友社)など。

調理アシスタント
岩﨑幸枝
檜山亜都子
二階堂麻奈美

ブックデザイン　若山嘉代子 L'espace
撮影　大井一範
スタイリング　大畑純子
校閲　山脇節子
ＤＴＰ　佐藤尚美 L'espace
編集　杉岾伸香
　　　浅井香織(文化出版局)

調味料を混ぜるだけ！
前田式［味つけ調味料］で
おいしい減塩

2023年3月4日　第1刷発行

著　者　前田量子
発行者　清木孝悦
発行所　学校法人文化学園 文化出版局
　　　　〒151-8524　東京都渋谷区代々木3-22-1
　　　　電話03-3299-2565(編集)
　　　　　　 03-3299-2540(営業)
印刷所　凸版印刷株式会社
製本所　大口製本印刷株式会社

文化出版局のホームページ　https://books.bunka.ac.jp/